医の希望

齋藤英彦編

Hideko Saito

岩波新書
1765

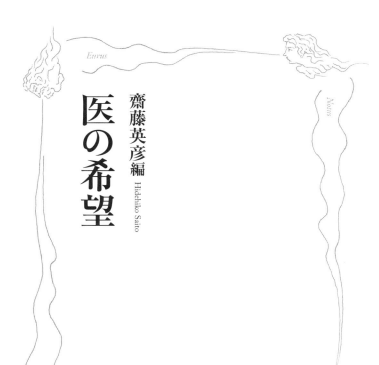

はじめに

現在、世界的に人口増加と資源不足、地球温暖化、偏狭なナショナリズム、宗教間の争い、経済至上主義の結果として、難民は増え、地域格差、経済格差、医療格差はますます拡大しています。将来に希望の見えない時代です。

このような時に、「生命の平等」を基本に据える医学・医療は、疾病の予防、診断、治療および健康増進を通じて、利他の精神により、人々に希望を与えることができるのではないでしょうか？　医学・医療の不変の使命は「生老病死」に寄り添うことです。常に治癒(希望)を提供することはできないが、不治の病を持つ患者に対しても話に耳を傾け慰める、つらさや悲しみに共感する、支える、手を握ることはできると思います。

一九〇二(明治三五)年から四年に一回開催されてきた日本医学会総会は、基礎医学、社会医学、臨床医学を網羅する世界でも類のないユニークな学会です。今回は三〇回目(一二〇周年記念)となり、平成最後の学会であります。

本書は、この第三〇回日本医学会総会を記念して出版されることになりました。医学会総会は幅広く医学・医療を議論し、同時に社会に発信する機会です。「医の希望」というタイトルには、医学・医療は三つの側面から希望を与えることができるという気持ちが込められています。すなわち「生老病死」に寄り添う不変の精神、技術革新による省力化・効率化、および、持続性のあるシステムの構築です。

最初に「革新技術の医への活用」例として、サイバニクス、医療を支える人工知能（ＡＩ）、ナノテクノロジーの医療応用、ｉＰＳ細胞による再生医療について、第一人者に解説いただきます。新しい診断・治療法の臨床導入には安全性、有効性を慎重に確認しつつ進めること、および生命倫理と個人情報保護への配慮が不可欠です。

また、ますます進む超高齢・人口減少社会において、医療・介護システムの持続可能性が問われています。そこで次に「日本の医療システムのゆくえ」として、社会と共生し、希望を与える医療である、骨髄バンクの活動に触れます。また多世代共生による地域包括ケアシステム構築と増加する認知症への対応が重要です。日本の医療の国際貢献が問われており、アジアの医療人材の育成、医療制度の支援および保健支援についても長年の経験を積まれた方々に解説をお願いしました。

この本は医療関係者のみでなく、一般の方々にも読んでいただきたいと考えて編集しました。専門的な内容を、よりわかりやすくするために、インタビューから書き起こして加筆するという方法をとりました。ご尽力いただいたインタビューアーの小川明氏、岩波書店新書編集部に感謝いたします。

二〇一九年二月

齋藤英彦

医の希望

目次

はじめに　齋藤英彦

I　革新技術を医に活用する

Ⅱ　日本の医療システムのゆくえ

I

革新技術を医に活用する

人に寄り添い希望を運ぶ
サイバニクス

山海嘉之

さんかい・よしゆき　1958年岡山県生まれ．87年筑波大学大学院修了．工学博士．筑波大助教授，米国Baylor医科大学客員教授などを経て，現在，筑波大学システム情報系教授・サイバニクス研究センター研究統括．内閣府ImPACTプログラムマネージャー．CYBERDYNE(株)CEO．世界経済フォーラム第四次産業革命センター(サンフランシスコ)センターパートナー．日本ロボット学会フェロー，計測自動制御学会フェロー．2016年ロボット大賞厚生労働大臣賞，17年日本ベンチャー大賞 内閣総理大臣賞など他多数受賞．

小学校三年生の時に読んだアイザック・アシモフの『われはロボット(*I, Robot*)』という本との出合いが人生に決定的な影響を与えました。その本を読んで「大きくなったら、ロボットをつくる科学者になって、人や社会のために喜んでもらえることをしたいな」というのが単純な思いでした。私がちょうど風邪で寝ていた時に、母が一〇冊以上買ってくれた本の中に入っていたのですが、特に「これは」と思って読んだのが『われはロボット』でした。

『われはロボット』と科学実験の楽しみ

早川書房の本で、漢字が多くて難しかったので、辞書を引きながらゆっくり読みました。すると序章が長いわけです。この序章が良かった。次の年に、子どもバージョンが出るのですが、残念ながらそれには素晴らしい序章がありませんでした。

物語の始まりはこうです。主人公の女性科学者は、二〇〇三年にコロンビア大学を卒業し、五年後の二〇〇八年に博士号を取得したあと、発展途上のロボットを研究開発・販売する、今でいうベンチャー企業に勤めることになります。

そして、その企業はいろいろな取り組みを行い、彼女は研究開発もしながらトップマネージメントの一人としても加わっていき、七五歳になって引退しようとしている。そこに三〇代のジャーナリストが取材に来て、過去を振り返ってトピックスを書いていく形を取った短編集、それが『われはロボット』です。

一ページ目を開くと、まず有名なロボット工学三原則があります。第一条に「ロボットは人間に危害を加えてはならない」とあります。次のページから序章が始まります。結局、彼女はロボットの研究開発をする中で、その企業を人類史上稀有な発展を遂げる会社にまで育てていくことになります。

そういうストーリーの出だしを見るだけで「一人の科学者がそこまでのことができるんだろうか」と、わくわくしました。当時、子どもの私にとって、科学者と呼ばれる人がどういう者か、よくわかりませんでしたが、今で言うところのハリー・ポッターのように見えて、困ったら何かを創り出していくような雰囲気を感じ憧れたものです。

ロボットが好きというよりも「そういう人や社会に貢献して、喜んでもらえるような科学者になってみたいな」というのが発端です。

そして、小学校三年生以降、ありとあらゆる理科実験に熱中しました。真空管を使って自分でラジオやトランシーバー、あるいは発信器などを作ったりしていました。理科の教科書で、例えば、一八世紀のガルバーニやボルタの実験でカエルの筋肉に電気を流してピクッと動く実験を見た瞬間、すぐ自分でも工夫して実験に取りかかったりしていました。

岡山城のお堀で大きなウシガエルを捕まえてきて、そのカエルの体をテープでくるくるっとくくって固定し、自作の発信器の電極を筋表面に軽く貼り付け、横軸に周波数、縦軸に筋肉の収縮量をプロットしながらグラフにして、どの周波数が最も筋肉が収縮しやすいかといったことを調べる実験を、小学校六年から中学一年にかけて行っていました。当然、実験が終わるとカエルはお堀に逃がします。ちなみに、この実験はその後の電気神経生理学の研究につながる布石となりました。

私の小学生時代は真空管の最後の時代で、科学技術の速度に比べて出版のタイミングはずっと遅れていました。科学技術の進歩は目覚ましく、その話題が本になる頃には、科学技術は、そのさらに先にいっていたということです。そうすると、本を見ながら見よう見まねで作っていた電子機器の部品の型番がだんだんと古くなってきて、部品が手に入らなくなるわけです。するとお店の方が「これでもいけるかなあ」と別のものを見せてくれます。一生懸命に貯めたお小遣いで「駄目だったらどうしようか」と思いながらも、とりあえず買って試してみる。

その結果、性能はともかく、型番が違っていても「機能する」ということがわかりました。重要なことは、原理が合っていれば「機能する」ということです。それ以降は、原理をベースにして、原理と原理の組み合わせをしながら自分で創造していく遊びに変わっていくというのが、小学校、中学校時代の私の楽しい日々でした。これらのすべては理科という枠のなかでのことでした。

人と科学技術が好きで医工連携に

大学、大学院に行って博士号を取るのは、科学者になるための一つの登竜門だというふうに普通思いますが、実際は非常にニッチで、そこの分野からは、どの社会課題も解けないような気がしました。私自身は子どものころから、自学自習の癖がついていたので、こんなことを言っては叱られるかもしれませんが、大学、大学院の授業で学ぶことはほとんどなかったように思います。ただ、わからないことを聞く時に、専門家がすごく役立ちました。

子どものころから、人とテクノロジーが好きでした。人のためならば、普通は医学部に行きます。テクノロジーだったら工学部ですね。それぞれ分野がわかれているので、「大きくなったら、両方の分野に行くしかないかな」と考えた時期もありました。

実際に工学博士号を取る目処が立ったころから「医学部を受けようか」とコソコソ勉強していたら、面倒を見てもらっていた二人の教授に見つかりました。「何をやっているんだね」と聞かれて熱い思いを語ったら、「悪いことは言わないから、いったん大学に勤めて、医学と連携したらどうか」と諭されて、医工連携の道を進むことにしました。

これは、どこからもウェルカムでした。筑波大学に勤めはじめてから、大学院時代に活発に発表をしていた学会をいったん全部やめさせてもらったのですが、普通だったら「破門じゃ」という世界だと思います。しかし、そこは破門でなく、教授は「なるほど。頑張ってごらんなさい」と言って寛大に見守ってくれました。

そして、新領域開拓に向けて、三年間ほど論文もあまり書かないで、人とロボットと情報系が融合複合した新領域開拓についてじっくり考え、基本原理の研究開発から社会実装に至るまでのグランドデザインを、しっかりと練っていきました。

テクノロジーの進化に伴って、私たちが生活する社会は、経済活動を含め、情報空間と物理空間の両方が生活空間となってきました。しかし、いまだに、大学、企業、行政は縦割りが基本で、実社会の激しい動きに対応できていないことが多く、スピーディで大胆な変革が必要となってきています。人材育成の場である大学は縦割りで構成され、人、ロボット、情報系を扱う組織はそれぞれわかれていて、どの分野からも社会が抱える複合課題を扱うことが難しくなっています。

そこで、私は、人を軸に据えて、サイバネティクス、メカトロニクス、インフォマティクスを中心に、新たに学術を体系化し、人とロボットと情報系が融合複合した【サイバニクス】という新領域の創生に挑戦してきました。サイバニクスを駆使することで、世界初のサイボーグ型ロボット「ＨＡＬ」(Hybrid Assistive Limb)が誕生しました。これを一つの題材として、基礎原理から社会実装に至るまでのすべてにトライしながら、新領域の開拓に突き進んできたのです。

新学術領域【サイバニクス】を開拓

人・ロボット・情報系の融合複合新領域「サイバニクス」の開拓に関しては、二〇〇七年に文部科学省より最も強化する教育研究拠点として選ばれ、私はグローバルＣＯＥプログラム「サイバニクス国際教育研究拠点」の拠点リーダーになりました。その後は、内閣府最先端研究開発支援プログラム（ＦＩＲＳＴ）「健康長寿社会を支える最先端人支援技術研究プログラム」の中心研究者となり、今は内閣府革新的研究開発推進プログラム（ＩｍＰＡＣＴ）「重介護ゼロ社会を実現する革新的サイバニックシステム」のプログラムマネージャー（PM）として、基礎研究開発、臨床研究、実証、人材育成、社会実装などを同時展開し、着実に研究成果を社会に展開できるよう挑戦を続けています。サイバニクス分野で博士号を取得した人の多くが、大学発ベンチャーである研究開発型企業サイバーダイン社（茨城県つくば市、文部科学省・文部大臣の認可する指定研究機関にもなっている）で研究者として活躍しており、一つのエコシステム（生態系）のような形が実現しています。

最先端の研究開発をどんなに頑張ってやってみても、社会に受け皿がない場合には、せっかくの博士論文のテーマの継続が途切れ、教育が活きないのです。そんなことをしないためには、社会の受け皿をつくる必要があるのです。それを具現化したのがサイバーダイン社です。

サイバニクスという分野は、私が子どものころから感じていた、何もかもを含んでいる科学技術を扱うために必要でした。かのレオナルド・ダ・ヴィンチも、細分化された枠組みで行動を制限されたのでは、きっと息がつまったのではないでしょうか。人・ロボット・情報系の融合複合新領域「サイバニクス」を創ることによって、人を中心として物理空間と情報空間を扱うことができると考え歩んできました。若い研究者である私が目先の論文の数だけに追われるようなことをしないで、考える時期を選ばせてもらえたのは幸いでした。その三年間のグランドデザインが今日に至るすべてと言って良いかもしれません。

社会の中で何かに追われて何かをする、ということをしないで済む小・中学生の時代に、自分の血や肉になることをとことんやり抜いたことも重要でした。子どもにとって時間はほぼ無限大です。倒れて疲れて寝るまでが一日ですから、遊びと何も区別がつかないのです。計算できなければ、計算できるように自分を持っていきます。字が読めなければ、読めるように自分を持っていくだけです。

医療用HALの研究

医療用HALについて言えば、二〇〇七年ごろから、フィージビリティスタディ、パイロットスタディに関して基礎的なことから一つ一つ進めました。HALによる治療では、人とHALが一体化して機能改善が行われることになるため、先陣をきって工学分野の倫理委員会の形成を牽引してきました。二〇一〇年ごろから、医療機器の品質マネジメントシステム（ISO13485）の構築にも注力し、数年かけて医療機器を研究開発・製造できる体制を整えていきました（二〇一二年一二月、認証機関ULよりISO13485取得）。独自に準備した「サイバニクス倫理委員会」をベースに、経済産業省の外郭団体の新エネルギー・産業技術総合開発機構（NEDO）

の支援も得ながら、学問の分野でも倫理委員会をしっかり通して進めていくという流れが形成されてきました。

欧州での取り組みは一足早く進み、ドイツでの脊髄損傷を中心とした臨床研究のデータが活用され、二〇一三年の段階で、医療用HALは、世界初のロボット治療機器として医療機器のCEマーキングを取得しました(二〇一三年八月、「TÜV Reinland(テュフラインランド)」よりCE0197取得)。

二〇一三年になって、欧州全域で医療機器としてのHALの出荷ができるようになりました。その後、さらに臨床データが集積され、ドイツではHALによるサイバニクス治療に対して公的な労災保険が適用されるようになります。そして、二〇一四年の三月にサイバーダイン社は東京証券取引所マザーズに上場することになりました。新しい医療技術の誕生まで激しい取り組みとなると覚悟していましたが、予測どおりの大変な日々でした。

そして、日本では、進行性の神経・筋難病疾患に対する医師主導治験が実施されることになります(治験調整医 国立病院機構新潟病院 中島孝医師)。どの分野でどの治験を始めていくかが重要だったので、当初は、一番患者数が多い脳卒中から始めていこうかと思いました。しかし、「進行性の病気の方々に一刻も早く」という思いと、厚生労働省等の専門委員の先生方からの

「薬も何も効果がない進行性の難病に、もし効果が認められるのであればとても素晴らしいことなので、そこから進めたらどうか」というお話もあり、まずはＡＬＳ（筋萎縮性側索硬化症）、ＳＭＡ（脊髄性筋萎縮症）、筋ジストロフィーなど八つの進行性神経・筋難病疾患に対する治験を始めることになりました。進行速度が抑制されるというだけでなく、機能の改善にも臨床効果が出てきましたので、通常の公的医療保険がＨＡＬによる治療処置に対して適用されるようになりました。

ＨＡＬが日米欧で医療機器に

先述の進行性の神経・筋難病疾患の治験に関しては、約三年を経て、治験総括報告書がまとまりました。その結果、ついに、二〇一五年の秋に日本で、身体機能を改善する新医療機器としての製造、販売が承認され、ＡＬＳ、筋ジストロフィー、ＣＭＴ（シャルコー・マリー・トゥース病）、ＳＭＡなど八種類の進行性の神経・筋難病疾患の患者さんに、公的な医療保険が適用されることになりました。新しい医療機器の場合、治験のほか、使用成績調査を行う必要があるので、全国の病院にその調査に協力していただいています。日本で新しい医療技術を次々に研究開発し、世界の標準医療として展開していこうとするとスピードが、いま大切です。二〇一三年一一月二七日、薬事法が医薬品医療機器等法（薬機法）に名称変更されました。少しずつですが、変革は進んでいます。

日本国内の申請手続きと並行して、米国で食品医薬品局（FDA）への申請も進めてきました。初期の段階でデータの追加を求められた時に、先行していたドイツのデータを活用することにしました。プロトコルに従って実施してきたドイツの約五〇〇〇のデータのうち、脊髄損傷に対する三三〇〇のデータを提出しました。FDAも感心してくれたと思います。これ以降、臨床的な質問はほとんど無くなりました。

私たちはFDAに対して、新領域をつくってくれるよう何度も依頼をしました。彼らは当初HALのことを、単に装具にモーターがついただけのように捉えていましたが、途中から「これは治療装置だ」と認めてくれました。申請書の冒頭に書いてあるにもかかわらず、先入観がそれを阻むのです。人間というものの限界かもしれません。

米国に本社を持たない海外の企業が、新領域をつくることを要望して承認を得るために応募していることもあり、大変な労力と時間を消費しました。しかし治療効果のある医療機器であることを理解してもらうことができ、何度か審査チームが入れ替えになりその都度初期化されていく中、とうとう厳格なFDAが彼らが指定したカテゴリーの定義を変えることで対応したい旨を提案してくれたのです。いろいろなことが思い出されてきて、感謝の気持ちで胸がいっぱいになりました。さらに、この医療用HALについては、Neurology（神経系）とPhysiology（理学療法系）の二つの機器分類の番号を付けてくれて、ついに二〇一七年の一二月に治療効果のある医療機器として承認されることになりました。

これで日米欧において、医療用HALはプラットフォームとして医療機器承認を取得したロボット治療機器となったのです。大学での基礎研究、基礎臨床研究、検証・評価、大学発ベンチャー企業設立、資金調達、国際規格策定、産学連携、日米欧での医療機器承認、臨床試験・治験、保険適用など、新医療機器の国際プラットフォーム化を実現する医療イノベーションに向けた様々な取り組みが大きく進展し始めたという手応えを感じています。

世界の医療マーケットは年間六百数十兆円くらいだったかと思いますが、米国はその約四〇%です。その意味でも、FDA承認は重要です。

二〇一八年三月には、四五年以上の歴史があり、全米最大級の四四のリハビリテーション病院や、三二の外来クリニック、脳卒中・脊髄損傷等のリハビリテーションの臨床研究センターなど、年間四万五〇〇〇人以上の患者を受け入れるBrooks Rehabilitation（ブルックスリハビリテーション。フロリダに本部をおく）と提携し、CYBERDYNE & BROOKS社を設立しました。私たちのメンバーもフロリダに行き、一緒に動けるように体制を整えています。さらに、加速・強化のため、医療分野に実績を持つ米国人経営者の選抜についても注力しています。

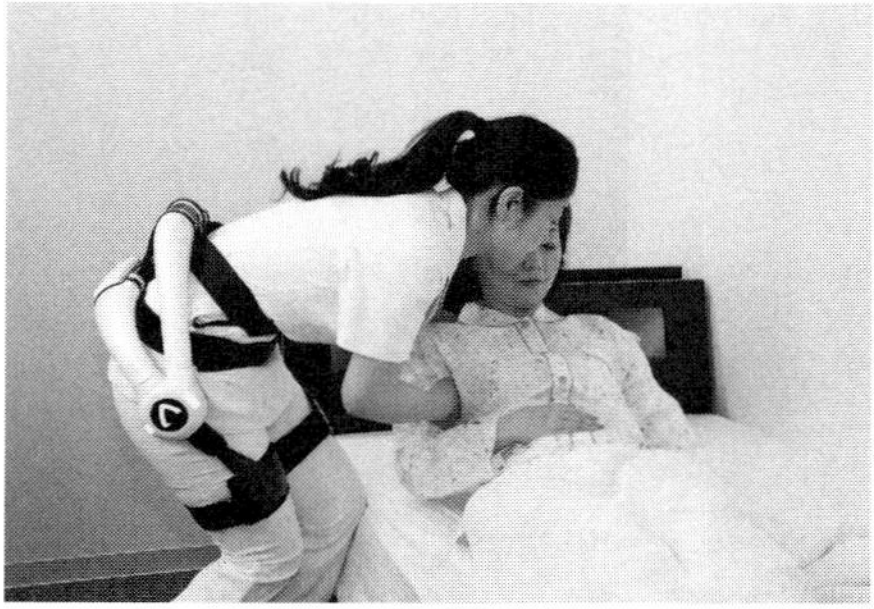
HAL腰タイプ　介護支援用（提供：筑波大学/CYBERDYNE株式会社）

介護や作業現場に腰タイプ普及

医療機器とは別に、介護や作業をする人の負担を減らすため、腰に付けるＨＡＬ腰タイプを新たに研究開発しました。介護支援用（写真）、作業支援用、自立支援用の三タイプがあります。

このＨＡＬ腰タイプを二〇一五年の秋から冬にかけて、現場の意見を聞きながら改良を重ね、一六年から段階的・試験的に出荷が始まりました。その後、入浴時の介護支援に必要とのことで、防水機能や通信機能の研究開発も進め、この一年ぐらいで約一〇〇〇台が稼働するという状況になりました。腰椎にかかる応力を大きく低減できるように設計されているので、腰痛を防ぎながら腰部負荷を低減することができます。

また、ＨＡＬ腰タイプを自立支援用としてアレンジして、施設でベッドから立ち上がることができず寝たきりになりはじめた人に適用したところ、身体機能が向上し、ベッドからシャキッと自力で立ち上がりスタスタと歩けるようになりました。介護の現場での新しい取り組みが進み、介護する側にもされる側にも適用できる技術として進化したと言えるでしょう。要介護状態の方の自立度を高めていく技術が誕生した瞬間です。

技術的な取り組みとは別に、社会的な取り組みの一つとして、保険会社との連携も進め、世界有数の規模の保険会社であるＡＩＧグループのＡＩＧジャパン・ホールディングスと契約を締結し、二〇一九年一月からＡＩＧ損保がＨＡＬの利用に対して保険を適用しています。また、二〇一七年から大同生命は、医療保険が適用されることになった医療用ＨＡＬによる治療処置を受ける神経・筋難病患者に対して、被保険者に一時金で一〇〇万円の給付金が出るという「ＨＡＬプラス特約」という特典をもれなくつけるようにしてくれています。損保ジャパン日本興亜とも協定を取り交わし、包括的に業務提携しています。このようにして公的保険や民間保険など、社会を支える様々な仕組みも活用できるよう挑戦しています。

医療・福祉・介護分野、作業現場、農業分野、建設現場などにもＨＡＬは広がり始めました。今は組織間でやりとりをするＢtoＢ方式で進めています。まずは、専門家ユーザーに使ってもらって、様々な問題を洗い出して改良が進めば、近いうちに、ＢtoＣ（消費者に直接届ける方式）で活用できるようになるでしょう。

革新技術、新産業創出、人材育成の三つの柱

二〇〇四年にサイバーダイン株式会社をつくば市に創設し、その後、二〇一四年に株式上場しました。先述のように様々な取り組みを最大速度で推進しながら、福島県郡山市に次世代生産拠点をつくり、川崎市臨海部の羽田空港を臨む国家戦略特区に医療関連産業創出の拠点形成に向けて場を確保し、つくば市の研究学園駅のそばにサイバニクス技術（医療・福祉・介護・生活分野での人工知能（ＡＩ）技術、ロボット技術等）を投入するスーパーシティ「サイバニックシティ」形成のための場を確保し、時間をかけてあるべき姿の未来社会を構築するための準備を進めています。また、欧州や米国にも、子会社や事業所を設立しながら、国際展開に向けて準備を進めています。ＨＡＬをより多くの方が利用できるように、つくば市のほか、藤沢市（湘南）、別府市、鈴鹿市、堺市などにはロボケアセンターが設置され、仙台市にも順次展開されていくことになります。ここでは、自治体や地元企業と一緒になってＨＡＬなどの革新的サイバニクス技術の運用を進め、地域に根ざした取り組みがなされています。

また、新しい医療技術や人支援技術ができる時に、どのように成長させていくかも、日常的に考えていく必要があります。そのような観点から見れば、社会課題解決型企業サイバーダイン社は、革新技術で社会変革・産業変革を実現するイノベーション・新市場形成の推進に向けた挑戦をし続ける企業ということができるでしょう。

大学の実験室の中での基礎研究を頑張って社会の中に投入しながら、そこから得られるフィードバックで基礎が進化・深化していくという好循環のスパイラルが重要です。それを実際に推進し続けていくことがサイバーダインの役割でもあります。

人や社会のための未来開拓に必要なこと、それは、革新技術を創り出すこと、新たな産業領域を創出すること、そして手探りでその分野づくりを担う人材を育成することと位置付け、この三つを大切な柱にしながら未来開拓に挑戦しています。このような取り組みには、社会的・制度的な取り組みも同時展開すべきであり、そのためには、産官学民の連携が非常に重要です。

人材育成に関しては、私が大学教授とサイバーダインのCEOをしているということもありますが、その器は必ずしも大学でなくてよいという観点にも立っています。したがいまして、大学とは別に、人材育成の仕組みや器をつくろうかとも考えています。

これまでのような「ところてん方式」で人をつくり出していく大量生産型の教育は一定の役

割を果たしていますが、すでに制度疲労しているように思われます。手探りで新領域開拓に挑戦する人材育成が大切な時代になっているため、社会に人材を供給する機関はもっと大胆に取り組んでいけばよいと考えています。例えば、いま、大量の人工知能(AI)にかかわる人材が社会では求められていますが、国立大学でAIを専門にする学生が年間に何人出てくるかと考えてみると、その少なさに驚愕してしまうことでしょう。一つの大学でAIを専門にしている研究室は一握りです。したがって、供給される人材は限られているため、どうやって人材育成をしたらよいかとなります。

社会はものすごい速度で動いています。特に、テクノロジーの進化速度は驚異的です。大学でこのような最先端の人材育成が必要だと考えて頑張って取り組もうとしても、カリキュラム委員会でもんで、それを組織の上に上げて、大学と文部科学省の間でやり取りを終え、実際に人材育成の仕組みが始まるまでに、恐らく二年はかかるでしょう。いったいこの国はどうなるのだろうか、と心配になります。

人を育てるという意味で考えていけば、専門職大学院の構想もあるかもしれませんし、大学とか大学院の構造をとらないでやる方式もあるかもしれません。社会はすでにそのフェーズに入ったと思います。未来開拓に挑戦していく人材育成は極めて重要です。私はいま、人材育成についても次の一手を考え、三つの柱のさらなる進化のために取り組んでいこうとしています。

社会変革起こすベンチャーの群像

サイバーダインは市場がまったくないところから始めました。通常の上場した企業は、新しい試みを始める場合、役員会に諮《はか》らなければアウトになります。役員会に諮った時にみなさんはいろんなリスクを考えます。誰かがどんなに素晴らしい案件を持ってきても、ほかの役員が「こういうことが難しい問題で、リスクになりませんかねえ」となった瞬間に「この案件、もう少し待とうか」となります。

こうして前に進まないのです。その結果、どんどん大企業が右肩下がりになっていくわけで、日本の名門と言われた企業の一部が衰退し、日本から半導体が次々と消えていきました。そして、IoT化が重要な時代になったにもかかわらず、残念なことに家電企業も海外企業に買収され、産業の担い手が日本から消えようとしています。オーナー感覚に乏しい大企業では、中長期的な大胆なかじ取りがなかなかできず、社会の激しい変化に対応できなかったのだと思います。大きなタンカーでも急ハンドルが必要な時があるのですが、それができないわけです。大きくなればなるほど、先の先を読んで動く必要があるでしょう。

また、マーケットがない分野での市場開拓に関しては、大企業は役員会で合議できず動けないとも思います。未開拓領域を開拓し、産業構造を変えたのが、スタートアップとかベンチャーとか言われる組織です。

よい例を挙げてみましょう。二〇〇六年の段階での時価総額世界のトップ5です。そのうちの二つはエネルギー産業会社(エクソンモービル、ガスプロム)、一つは世界最大の電機会社(GE)、もう一つは世界最大の銀行グループ(シティグループ)で、そこにマイクロソフトがいるわけです。二〇一八年の七月には時価総額世界トップ5は、アップル、アマゾン、グーグル、マイクロソフト、そしてフェイスブックです。すべてベンチャー企業になっています。

このことはとても示唆に富んでいて、社会変革・産業変革が起きたということ、産業の担い手が大企業ではなくベンチャー企業となり、ベンチャーがそれを成し遂げたということを意味しています。大企業は、まだマーケットがない世界の中では、なかなか意思決定ができないのです。

一般的な上場企業の役員は、企業人として勤めて、企業をつくったことがない人がトップになっています。出世するためには、きっと方策があったに違いありません。トップになるためには、失敗しないことだとよく言われますが、チャレンジはそうじゃないんです。

チャレンジすること自体に価値があるのです。私自身のチャレンジの姿勢を参考にしてもらいながら、彼ら自身がまた新しいチャレンジャーになってもらえればと切望しています。このような取り組みは、近い将来、私の大切な役割の一つになると思っています。

サイバニクス技術を駆使し「重介護ゼロ社会」をめざす

人類史的にも、技術革新、医療イノベーションは重要な視点です。人類がホモ・サピエンスになってから、狩猟採集社会、農耕社会、工業社会を経て、現在の情報社会に至る社会変革・産業変革が起きています。この大きな流れの中で、ホモ・サピエンスは遺伝子を変化させながら進化してきたわけではありません。このような大きな変革が起きた背景には、例えば、石器、槍、農耕機具、エンジン、コンピュータなどのように、技術的な革新があったのです。革新技術の登場によって、人類の社会は大きく進化・発展してきたといえます。

私たち人間は生物であり、食べ物を確保することが重要だったり、寒暖の環境変化に対応できることが重要であったり、より安心して生きていけるように歩み続け、今日に至っています。

人類にとって地球がとても大きく、そして、人の生死を自然に任せるしかなかった時代から、様々な技術革新によって生活習慣を整えることで、ある程度健康寿命を調整できることが見えてきました。テクノロジーとともに生きる人類の未来を考えるうえで、少しでも健康に長く生きていけるような科学技術の発展が求められています。少子高齢化に直面する人間社会は、健康度を高めながら生きていくことができる健康長寿社会へ向けて、かじ取りを始めました。

少子高齢化は、世界的な問題です。少子高齢化にともなって、要介護者、病人が増加していき、また、社会を支える人たちの数は減少していくのです。二〇五〇年代半ばには、日本では国民の約四割が六五歳以上という状況になると推計されています。社会負担が増え続け、これを解決するのは医療だけでは難しい。

高齢になっても身体を壊さないように安心して仕事ができる技術、疾病を未然に捉え予防・早期発見ができる技術、要介護者の身体機能が維持・改善されて自立度を高めていける技術、介護する側にも介護される側にも有用な支援技術などが研究開発され、さらに、取得される様々な情報をもとにより効果的な策を発見できる技術が研究開発され、社会実装されていくことができれば、私たちは難しい課題を解決しながら歩んでいけるのではないでしょうか。

今、私がＰＭとなり推進している前述のＩｍＰＡＣＴでは、「革新的サイバニックシステムによる重介護ゼロ社会の実現」を最重要の開拓テーマとして、研究開発とＰｏＣ（概念実証）のための社会実装に挑戦しています。このＩｍＰＡＣＴの山海プログラムでは、「重介護ゼロ」というキーワードを新たにつくりました。「寝たきりゼロ」も良いキーワードですが、私たち人間は、人生の最後においては寝たきりになるため、実際的な取り組みとして、一番厳しいところを乗り越えていける技術の研究開発に注力しながら、社会への取り組みを同時展開していこうとするのがこのＩｍＰＡＣＴの狙いです。革新的サイバニックシステム（サイバニックインタフェース／サイバニックデバイスで構成）を代表するＨＡＬも日々進化しています。

身体機能が低下した患者や障害者の脳神経・筋系の機能改善、寝たきり状態に陥った高齢者の運動機能の改善、要介護状態になりやすい脳卒中予防のための動脈硬化度・心機能モニタリングによる早期発見や予防への取り組み、完全寝たきり状態の方のＱＯＬを高めるデバイス、排泄支援のための移動支援技術、見守り技術、統合的情報管理システムなど、このプログラムでは、様々な革新的サイバニックシステムの研究開発を推進しています。

サイバニクス技術で人とテクノロジーが共生する社会

社会では、ＩｏＴという言葉がよく使われていますが、これは Internet of Things の頭文字をとったもので、「モノのインターネット」と訳され、すべてのモノ・機器がインターネットで繋がって情報を活用できる時代のキーワードです。しかし、ここには大切な情報が抜け落ちています。それは、「人の情報」。私は、モノだけではなくヒトの情報がインターネットを介して授受されていくことが重要だと考え、IoH（Internet of Humans）というキーワードを加えて、「IoH／IoT」という概念を提唱し、サイバニクス技術の中核の一つに据えています。

重介護ゼロ社会の実現には、治療技術、機能改善・機能再生技術、自立支援技術、介護支援技術が重要ですが、それと同様に、疾患の予防・早期発見の技術、ビッグデータ集積・AI処理と解析などの技術が重要です。これらの技術が、特殊環境ではなく、日常の生活の中で簡便に私たちに寄り添って機能してくれることができれば、大きな社会変革・産業変革に繋がっていくことでしょう。

サイバニクス技術をコアとして、様々な技術や手法が連動し、関係する企業の連携も始まりました。「サイバニクス産業」という新産業が創出される状況がやってきました。ロボット産業も、IT産業もかつては存在しておらず、黎明期は、一部のパイオニアたちがコツコツと時間をかけて育てていったのです。ロボティクスは、機械と電気とコンピュータが混ざったどの分野にも属しにくい技術でした。しかし、今や、ロボットは社会の重要なパーツとなりました。また、IT技術は、かつてはマニアックな連中の道具でしたし、インターネットは米国国防総省の次世代通信技術で徐々に一般開放され、こうした技術は情報空間という新しい空間を構築するに至りました。そして、今、人とロボットと情報系が一つの塊として一体化する時代が見え始めています。

バイタルセンシングに関しては、最先端のサイバニクス技術として、動脈硬化や不整脈を、病院でも職場でも家庭でも日常的に簡便にモニターできる手のひらサイズの革新的サイバニックデバイスが登場しました。医薬品医療機器総合機構（PMDA）から医療機器承認を得ることもでき（二〇一八年一二月）、脳卒中の主な原因となる動脈硬化や不整脈の早期発見・予防に向けて、日常生活・職場・病院が繋がっていくことになります。そのほかにも、脳活動や、睡眠状態を捉えるサイバニックデバイスも次々に準備されていきます。

革新的サイバニックインタフェース／サイバニックデバイスが、日常生活の中で人に寄り添い、人の役に立っていく時代がやってきます。例えば、脳神経・筋系の機能改善治療「サイバニクス治療」を行う医療用HAL、介護時の腰部負荷を低減するHAL腰タイプ、作業時の腰部負荷を低減するHAL腰タイプ、要介護者の立ち座り・歩行機能を改善する自立支援用HAL腰タイプ、治療中の機能改善の状態をモニタリングできるメディカルケアピット、動脈硬化度・心電を捉えるバイタルセンサー、ALSの患者さんのように、動くことができなくなった寝たきりの方の意思情報や生体情報を検出することができるサイバニックインタフェース「Cyin（サイン）」、トイレに自力で行くことができない方のために準備されたトイレドッキング型移動ロボットチェア、徘徊している高齢者の居場所や行動情報を捉えることのできる、身に着けて活用する小型のサイバニックスマートデバイスなどです。

このような流れを受けて、ＨＡＬに代表されるサイバニクス技術は、再生医療や医薬品など異分野のテクノロジーとも連携し、これらとの組み合わせによって、さらに次の段階に進もうとしています。サイバニクス技術で、人とテクノロジーが共生する社会が実現され始めています。人類は次の段階に向かうことになるでしょう。

人類がこの先、どのようなテクノロジーを創り上げていくのか、あるいはどんなテクノロジーの使い方をしていくのかによって、私たちの未来は決まっていくのです。これまで進めてきた医療、福祉、生活、職場環境（工場を含む）の分野に加え、これからは農業分野の開拓にも挑戦していきます。人とテクノロジーの共生には「テクノピアサポート」が重要であり、常に、あるべき姿の未来、適切な未来に向かって、軸ブレせずに挑戦し続けていこうと思っています。

社会のため、とことん走り抜く

私たちの未来を考えるとき、社会課題解決への取り組みは非常に重要な軸です。官も民も一緒になって取り組んでいくことが、ますます重要となっています。少子高齢社会に突入している日本では、直面する社会課題を解決するために、官も民も一緒になって全力で歩むことが当たり前と言える社会であって欲しいと思います。民は利益を求め税金を納める側、官は税金を集め管理する側といった単純な二極化ではなく、社会全体が一緒になって私たちの未来をつくりあげていくことが重要ではないでしょうか。

少子高齢社会にいる私たちは、要介護者の増加に伴う重介護問題、患者数の増加、医療・福祉・介護分野の制度問題、公的負担の増加、イノベーションを推進する挑戦者数の減少、労働人口の減少、国際的な産業競争力の低下など、多くの問題を抱えていますが、今後、さらに深刻になることが予測されます。

近隣諸国の台頭も相まって、何もかも日本を飛び越えていくような時代がきています。これはとても残念なことです。多様性を重視して、社会変革・産業変革への取り組みや、イノベーション推進への取り組みが楽しくなるような国になっていって欲しい。世界から「日本がいてくれてよかった」と言われるような国づくりにつないでいって欲しい。激しく険しい道ではありますが、やり抜く価値のあるチャレンジだと思います。そのような思いを胸に、私自身は毎日ワクワクしながら未来開拓に挑戦し続けていくことでしょう。今回の人生は、人や社会のためにとことん走り抜いてみたいと思います。次に生まれてきた時は、もう少しほのぼのとした人生を歩むかもしれませんが。

人知を超えて医療を支援するAI

宮野　悟

みやの・さとる　1954年生まれ．77年九州大学理学部数学科卒，79年九大大学院理学研究科修士課程数学専攻修了，九大理学部助手，84年理学博士．87年九大理学部基礎情報学研究施設助教授，93年同研究施設教授，施設長を経て，96年から東京大学医科学研究所教授．2014年から東大医科学研究所ヒトゲノム解析センター長．国際情報生物学会(ISCB)理事や日本バイオインフォマティクス学会会長などを歴任．1994年日本IBM科学賞，2013年ISCBフェロー，2016年「先端ゲノミクスによる癌の分子基盤の解明」で小川誠司京都大学教授とともに上原賞．

ゲノムをめぐる医療技術の革新は急速に進んでいます。人工知能(AI)も医療に登場しつつあります。一年もたつと、景色が大きく変わっているほどです。がんの理解はもはや生物学、医学の領域から昇華し、新しい次元への旅が始まっています。

そういう時代に数学者の私は、未来に向けて医療を開発していく任務を担う東京大学医科学研究所(東大医科研)で、AIも活用しながら、新しいがんゲノム医療を研究しています。世界的には、私のような数理のバックグラウンドを持った人がゲノム研究や生命科学の最前線にいるのはごく普通のことです。

日本では一九九一年にヒトゲノム計画が当時の文部省で始まりました。その前年の一九九〇年、九州大学(九大)で情報科学を研究していたころ、ヒトゲノム計画の情報部門を担当した金《かね》久實《ひさみのる》京都大学化学研究所教授から声がかかって、この分野に入りました。

生物学のトレーニングを受けていなかったので、最初は戸惑いましたが、九大の大型計算機センターの利用者同士で、飲み仲間だった九大の農芸化学科の久原哲《くはらさとる》助教授が九州弁で「俺がみんな教えちゃ」と言って、週に一度、夕方六時から分子生物学の講義をしてくださいました。

分子生物学のイロハは、この講義で学びました。

九大では同僚たちが「情報科学の領域をゲノムに広げていくことはいいことだ」と励ましてくれました。しかし、一九九五年に東大医科研に移ると決めたときには、すべての人から反対されました。それは、草も生えない荒れ地の分野に入植するように思えたからでしょう。

ゲノムの「忘れられた一〇年」

ヒトゲノム計画は一九九〇年代初めには、塩基一文字の解読に一ドルかかり、解読のペースも遅く、推定で三〇億文字とされるヒトゲノム情報を読み終えるのがいつになるのかさえ、わからないような状況でした。DNAはゲノムを構成しているA(アデニン)、C(シトシン)、G(グアニン)、T(チミン)の四種類の塩基が連なった鎖状の分子のことです。そのころ日本では、このDNAのシークエンス(塩基配列)を決めるゲノム研究は学問的に低く位置づけられたようです。

一九九六年はパン酵母のゲノムが決まった年でした。小さなサイズのゲノムがわかってきたころで、ヒトのゲノムはまだ先のような感じでした。一九九八年に線虫のゲノムが解読され、二〇〇〇年にショウジョウバエのゲノムがわかり、ゲノム解読技術が加速度的に進んできて、ヒトゲノム解読は二〇〇三年に一応完了しました。しかし、塩基配列がほぼすべて読めたというだけで、何が書かれているかはほとんどわからなかったのです。

ヒトゲノム計画は解読で終わったのではなく、その次の段階へどんどん発展していきました。解読完了のころ、ヒト遺伝子の数は約三万個とされていましたが、今は約二万個に落ち着いてきました。その代わり、タンパク質に翻訳されないノンコーディングRNAが数万種類見つかりました。しかも、その中に重要な機能を持っているものが続々と見つかってきたのです。

二〇〇三年ごろの日本では「ポストゲノム」という言葉が流布していました。「金食い虫のゲノム研究はもうやらない」という雰囲気が強かったのです。それから一〇年間、日本のゲノム研究は「忘れられた一〇年」という時代に入りました。その間に山中伸弥京都大学教授の人工多能性幹細胞(iPS細胞)の作製があって、日本中が盛り上がってはきました。一方、ヒトのiPS細胞の作製と同じ年の二〇〇七年、『サイエンス』というトップ研究誌がブレークスルー・オブ・ザ・イヤーの第一位として発表したのは「ヒトの遺伝的多様性の解明」というヒトゲノム研究の成果でした。しかし、日本では依然として厳しい環境が続きました。

ゲノムがわかると、細胞内におけるすべての遺伝子の発現量を同時に計測できるマイクロアレイというチップが開発されました。それはちょうど人工衛星から撮った夜の地球の写真のように、どこが(どの遺伝子が)どれだけ光っているか(どれだけ発現しているか)をいっぺんに調べることができるものでした。これを使って遺伝子の発現情報を調べ、細胞内の遺伝子間の因果関係をネットワークとして抽出する研究を、久原哲九大教授と一緒にやりはじめました。

最初はパン酵母のマイクロアレイを使った研究でした。その過程で、二〇〇一年ごろ、当時英国ケンブリッジ大学におられたスティーブ・スミス教授に「スーパーコンピュータ(スパコン)と数理的な手法で細胞内のネットワークを描ける」と話したところ、意気投合しました。そして医薬品のターゲットになり得る新規遺伝子を、ネットワーク解析により探すという研究の着想を得ました。そのためには大きな研究費が必要でした。でもこの着想は早すぎたようです。まず研究費を申請しようにも、そういう公募が日本にはまったくなかったのです。

しかし、私たちの仲間に、三〇代初めの元気のよいクリストファー・サボイ博士という起業家がおりました。彼が活躍しはじめると、矢継ぎ早に投資家から質問が来て、ベンチャーの会社ができて、資金が集まり、概念実証(プルーフ・オブ・コンセプト)の研究をすることができました。それにより、すでに承認されている薬を使って血管内皮細胞における遺伝子のネットワークを描き出そうとしました。ケンブリッジ大学の産科病院で、へその緒から血管内皮細胞を取り出して、当時出てきた遺伝子の発現を止めるノックダウン技術RNAiで、全部で四〇〇種類の遺伝子ノックダウンをしました。そして、それぞれのノックダウンの影響により全遺伝子の発現がどのようになるかを調べました。同時に高脂血症薬のフェノフィブラートを血管内皮細胞にかけて、時系列で遺伝子の発現がどのように変わるかを調べました。そして、これら二種類の遺伝子発現データからスパコンで遺伝子のネットワークを描き出してみると、当時、いくつかの薬のターゲットになっていると考えられていた多くの遺伝子とともに、未開拓のターゲットが浮かびあがってきました。共同研究者たちは驚きました。

私たちは、網羅的遺伝子ネットワーク解析で新たな薬のターゲット遺伝子を探し出すという、新しい方法論を最初に行ったと自負しています。一〇年ぐらいたってから、そういう方法論がグローバル製薬企業で使われ始めました。その意味でも、私たちの研究は早すぎたのです。

生命の根本にあるデジタル情報

数学出身の私が、がんの研究に入っていったのは、今から振り返ると必然でした。細胞をシステムとして解析していくのには、数学的な方法論が欠かせず、スパコンが必要となったからです。

デジタルな情報がたくさん出てきているのは、がんです。がんのゲノム変異はとても多く、それらをゲノムシークエンス（塩基配列解読）という方法で非常に高精度に同定できます。そのためのゲノムシークエンス技術が、ますます高速化しました。

ゲノムは生命の情報の中で、一番デジタル化しやすいのです。ゲノムは生命の設計図です。逆に言えば、生命の一番根本の部分は実はデジタルだったということです。細胞というアナログがゲノムをくるんでいるのです。

ヒトの体を構成する細胞は六〇兆個あると言われています。最近の研究では三七兆個という説も出ています。一個の細胞に入っているひも状の分子、ＤＮＡをつなぐと、約二メートルになります。単純に細胞が分裂するとして、細胞が六〇兆個になるまでにＤＮＡがどれくらい複製されるか、計算すると、一二〇〇億キロメートルの距離になります。

太陽系の小惑星までたどり着いてそのサンプルを地球に持ち帰った日本の探査機はやぶさの旅が七年余、六〇億キロメートルでした。一二〇〇億キロメートルは、はやぶさの旅の二〇回分にもなります。細胞のミクロの世界で起きる私たちのＤＮＡ複製の旅は、太陽系の長旅を超え、神秘的ですらあります。さらに細胞が壊れ、新たに作られますので、人の人生はもっとすごいのです。

ゲノム解読が進歩した結果、がんをゲノムで語り、システムで語れるようになりました。東大医科研には二〇〇一年にゲノム診療部ができて、遺伝カウンセリング外来が設置されました。限られた種類の遺伝子を調べ、家族性のがんを臨床の現場で診療していく体制ができました。これをつくったのは、東大医科研にいた中村祐輔教授(現がん研究所プレシジョン医療研究センター長)です。中村教授は先見性に優れ、アメリカの代表的な研究者より一五年早く、常に先を見ていました。

そのころのシークエンス解析のコストは、とんでもないほど高かったのですが、二〇〇七年からコストは激減してきました。東大医科研ヒトゲノム解析センターには一九九八年から、本格的なスパコンが入っています。当時から中村教授は「将来、必ず膨大なデータが出てくるようになるので、スパコンの整備をしないといけない」と訴え、文部科学省が五年間で六〇億円の予算をつけてくれました。電気代は毎年一億円かかりました。

ただ、スパコンがますます必要になるというときに、ゲノムの解析の必要性を感じない医学・生命系研究者が多かったのも事実です。運営費交付金の減額がボディーブローのように研究所予算にこたえだすと「スパコンの経費をカットすればよいじゃないか」と考えるのも当然の状況でした。そういう時代錯誤の見識が溢れていたときに、苦労してコストダウンに努め、スパコンを維持し、ゲノム研究を支えました。

結局スパコン経費は三割カットされましたが、東大医科研のスパコンはその中で最適に更新され続け、今も日本中の研究者が活用しています。そして日本の大規模な、がんゲノミクスの重要な研究は、ほぼここのスパコンから出るようになりました。大学はいうまでもなく、厚生労働省管轄の国立がん研究センターや国立成育医療研究センターなども、このスパコンを使っています。

がんゲノム研究に関わっている人たちは「東大医科研のスパコンが必須のものだ」と認識しています。国際がんゲノムコンソーシアムが二〇〇八年に始まったときは、日本では理化学研究所と国立がん研究センターが「ここのスパコンを使って研究していこう」とヒトゲノム解析センターに結集しました。

二〇一五年には、医学系や生物学系の人たちが特別にスパコンの知識がなくてもゲノムシークエンスの解析がスムーズにできるようにスパコンシステムを設計・導入し、研究者がスパコンを気持ちよく利用できる運用体制をつくりました。また、CO_2削減のため、外気と気化熱で冷却するシステム(間接外気蒸発式冷却方式)を日本の大型コンピュータでは初めて導入しました。これはちょうど夏場に水撒きをして気温を下げるという、江戸時代から庶民のあいだで行われてきた方式の現代版です。その結果、電気代を当時年間八〇〇〇万円だったのを六〇〇〇万円節減して、四分の一の二〇〇〇〇万円にまで削減し、大幅に効率化しました。

シークエンサーとスパコン

ゲノムシークエンス技術は二〇〇〇年以降、驚くほど急速に発展しました。この発展は二〇〇七年ごろまで、一年半ごとに高密度集積回路（ＬＳＩ）の性能が倍増して成長し続けるという「ムーアの法則」に沿っていたのですが、それ以降は、ムーアの法則をはるかにしのぐ勢いで進んでいます。

発展の原動力が半導体技術ではなかったからです。今や、一日で一人分のゲノム解読ができ、その費用は商業ベースで五、六万円まで下がっています。二〇ccの血液を持っていけば、検査業者から解読されたゲノムデータが数日のうちに送られてきます。

しかも、この技術はまだ発展し続けています。二〇二〇年には一人のゲノム解読費用が一〇〇ドル（約一万一〇〇〇円）に下がるかもしれません。今も、ゲノム解読で半導体を使った新しいナノテクノロジー技術も出てきています。それができると、ヒトゲノムのシークエンスは一時間以内、二〇〜三〇ドルでできます。二〇二五年には、そうなっている可能性があります。究極のコスト削減です。

ここまでいくと、ゲノム解読を通常の医療に組み込むことができます。しかし、残念ですが日本はゲノム医療後進国です。二〇一八年から日本政府は政策でがんゲノム医療の推進を実施し始めました。しかし米国の進展は極めて早く、韓国も二〇一七年には法整備もして、健康保険適用も始めています。日本の関係者は、この遅れをバネにして素晴らしい飛躍をしてくれるものと信じています。

DNAの化学構造はたばこの煙や放射線、ウイルス感染などの環境因子や加齢によって変わります。がんの原因は、そのゲノム変異です。この変異には、DNAの塩基配列を変えることなく、DNAを化学的に修飾して遺伝子の働きを変えるエピゲノムも含まれます。それらが原因で細胞のシステムにおいて、増殖にブレーキがかからなくなったり、免疫系を逃れる術を獲得したり、むちゃくちゃになっているのです。こうしたDNAの異常は通常、ほとんどが修理されますが、治せなくなっているのが、がんです。

だから、がんのゲノムを調べて、患者さんごとに「的確な医療」として返したいのです。これは、米国が政策として取り組んでいるプレシジョン医療です。ゲノム医療はもう不可欠です。

こうした思いを、がんゲノミクスを研究していた人は昔から抱いていました。

それが実現できなかったのはシークエンス解析のコストが高いためでした。そのコストがど

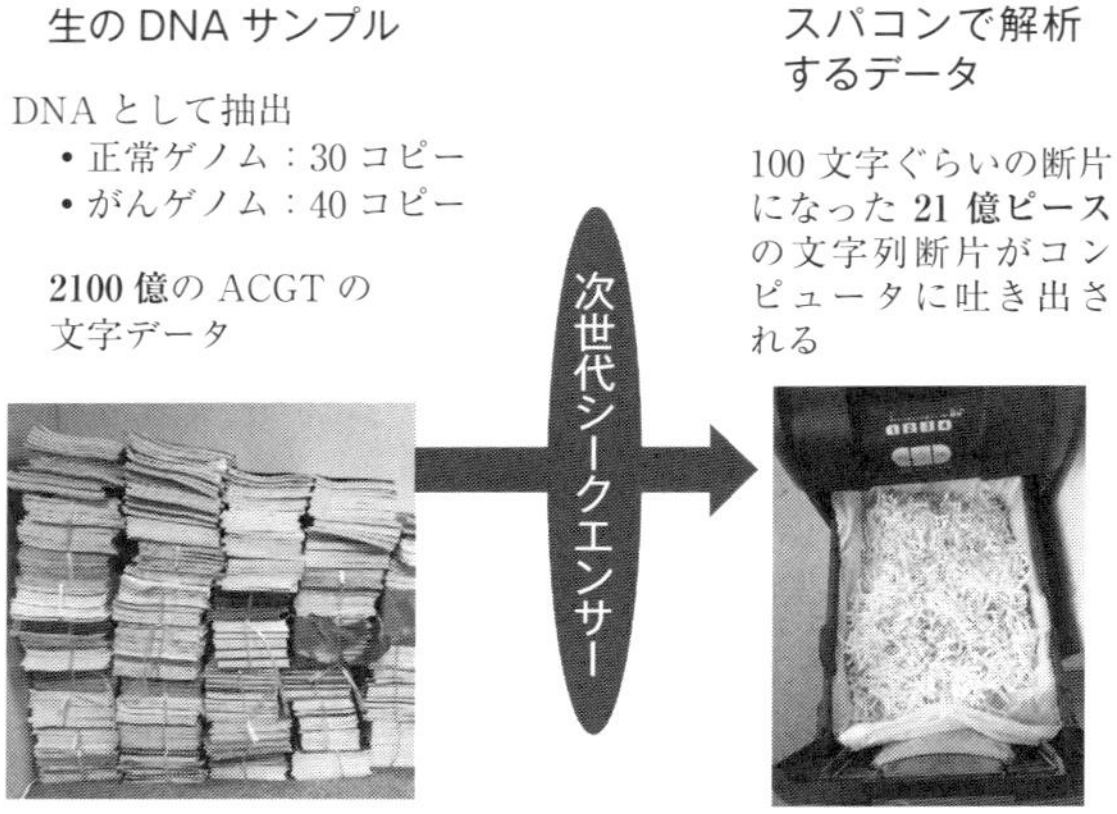

図　ヒトゲノムシークエンスとは，どのようなデータか

んどん下がってきました。そこで、スパコンが必要になってきたのです。スパコンの発達とシークエンサーの性能向上が合致したのが二〇一〇年ぐらいです。

次世代シークエンサーから出る生のデータは、シュレッダーにかけて出てくる膨大な断片になった切れ端の集合のようなものです(図参照)。

現在、最も使われている米イルミナ社の次世代シークエンサーから出てくる生のデータは、たとえて言えば、塩基のA、C、G、Tの三〇億文字が印刷されたコピーを数十部作り(正常ゲノムは三〇コピー、がんゲノムは四〇コピー、最先端研究では一〇〇コピー以上)、それを、シュレッダーにかけて出てくる長さ一〇〇文字ぐらいの断片の山です。

この次世代シークエンサーが吐き出した膨大な断

片をつなぎ合わせることが、私の最初の仕事です。

この断片は数十億にも上ります。まずその数十億ピースのジグソーパズルを解くことです。そのためにスパコンが必要で、その膨大な断片をつなぎ合わせて再構成しなければなりません。しかも、あふれかえる断片にはノイズを含んだものがあったり、うまく解読できていない部分もあったりします。スパコンがないと、この複雑なジグソーパズルの解読は不可能です。

がんのゲノム変異を見いだすために、世界中の研究者が数理的な方法を様々に考えました。数理的な工夫がないと、解析は無理です。今後もスパコンは必要ですが、多分、クラウドの利用へとどんどん移っていくと思います。医療として実現していくには、病院が高額なスパコンやスタッフをそれぞれ維持するのは難しいでしょう。病院には、数理的なことができる人もいません。ただ、先端的ながんゲノム研究としては、スパコンがやはり必要です。

ゲノムの膨大な変異に苦闘

がんでなくとも、私たちの六〇兆個の細胞に同じゲノムがあるというのは、今は正しくはありません。ヒトゲノム計画が始まったときは、私たちの体、六〇兆個の細胞にはみな同じゲノムが載っていると書かれていました。しかし、実際はヒトの体の細胞のゲノムは、少しずつ違っています。また、人それぞれでゲノムは少しずつ異なっています。そのような中にゲノム異常が入りこんだ病気が、がんです。

かつては、遺伝子の一部だけを診るゲノム医療をしていました。それを転換し、全ゲノム解析に広げるチャレンジを二〇一一年に始めました。東大医科研附属病院の消化器がんの古川洋一教授と血液腫瘍の東條有伸教授らとチームを組んでやってきました。ゲノム変異はよく見つかるようになったのですが、一番困ったのは、変異のがん生物学的意味をとらえ、可能ならば臨床翻訳へと持っていくために、文献を読み、臨床試験情報を調べ、データベースを検索する作業が膨大すぎたことでした。無理でした。

がんのゲノム研究は、これまで極めて優れた研究者たちの超人的な活動で研究されてきました。しかし、これは研究で許されても、医療ではあり得ません。どこでも、日常的にできないといけないのです。これが医療と研究の違いです。

二〇一四年に解説論文が出ています。全ゲノム解析をすると、がんゲノムの変異が数百から数百万も見つかります。その解釈と翻訳、がんゲノムとしてどんな意味を持っているのか、その変異があると、どんな治療方針が立てられるか、という臨床への翻訳がボトルネックだという問題が指摘されていました。この問題を意識したのは、全ゲノムシークエンスを臨床に持っていこうとした人たちでした。

生命科学や医学生物学の文献検索データベースである米国の国立衛生研究所（NIH）のパブメド（PubMed）には二〇一七年の時点で、二七〇〇万件ぐらいが登録されています。毎年一〇〇万件ずつ増えています。その論文を積み上げたら、四〇〇〇メートルぐらいになり、富士山の標高を超えています。パブメドでがんだけを検索すると、毎年二〇万件の論文が引っ掛かってきます。『ブラッド（Blood）』という血液学の医学誌で一年間に出版される論文だけで六〇〇〇報あり、専門医もすべてをフォローできなくなっています。

研究として狭い分野だけを深く見る人はいいですけど、誰でもいつでも利用しようとする臨床の現場では、この膨大なデータにどう臨むかという方法論が不可欠になりました。薬の特許もみんなデータベース化されていますし、臨床試験の情報も全部公表されています。いずれも膨大ですが、電子化されており、これらはコンピュータが読めるわけです。

未来を予測すると、二〇五〇年には、論文を積み重ねると、高さが一〇〇キロメートルになると言われています。今まで通りのやりかたで、この文献だけでも取り込むのは無理です。膨大な量の電子化知識が氾濫しているのです。

こういう課題を二〇一二年に、東大医科研の私たちのチームはひしひしと感じたのです。

「何とかならないのか」という思いが、ずっと頭の中を回っていました。

研究者は「一個の遺伝子をきちんと調べたほうがよい」と言います。しかし、乳がんや卵巣がん遺伝子のBRCA1だけを見ても、変異は複雑、多様で、発症との関係は単純ではありません。BRCA1に変異がある二万人の女性を調べた結果が、二〇一五年の米国医師会雑誌(『JAMA』)に出ています。それによると、四六%が乳がん、一二%が卵巣がん、五%が両方を発症しています。しかし、三七%は七〇歳まで発症しなかったのです。「たった一遺伝子だけでも、臨床的にこうだからそうだ」と断定することはむずかしいのです。

今までのがんゲノミクスの研究やがん医療の考え方、パラダイムを変えるときです。また、がん細胞は刻々と進化していきますので、時系列で追跡しないといけません。実際に今、がん細胞が壊れて血液中に流出していったがんのDNAをつかまえて、シークエンスをして、ある遺伝子に変異がないかどうか、あるいは変異の入ったDNAが体の中を回っていないかを、血液や尿の中のDNAを取って解析し、治療に役立てようとしています。

小川誠司京大教授との共同研究ですが、再生不良性貧血の患者さんがいったん寛解したあと、一二年かけて、その人が白血病に至るまでのゲノムの変異を追いかけました。人類史における民族の興亡のように、遺伝子の集団が進化していっています。新しい遺伝子に変異が入ると、前の民族を全部駆逐してしまって次が出てくる、まさに人類の歴史のようなものです。

さらに固形がんで、一〇センチの大腸がんの手術検体からサンプルを二十数カ所採取して、ゲノムのシークエンスをすると、原発巣からがんのゲノムがどのように進化していったかをとらえることができました。これは外科医の三森功士《みもりこおし》九州大学教授らとの共同研究で行いました。たった五ミリ離れたところでもゲノムの異常は違っていました。

がんは進化する時間の軸をいれてみないと、いけないのです。一〇センチ幅の大腸を二〇カ所以上サンプリングして、シークエンスすると、原発部位からゲノムが変わっていっている様子が生物進化の系統樹のように描けます。固形がんの生検（バイオプシー）をしっかり行って、ゲノムを解析して「こんな変異があった。だからこの薬でいこう」というのは、細胞進化のプロセスのどこを取ったのか、に関係します。一カ所だけバイオプシーをして、正確な治療方針を決めることは困難かもしれません。

今、発がんのメカニズムを考えて、手術はできるだけ正常な部分を残して、侵襲しないようにします。例えば、大腸がんのポリープだけに変異が入っているかというと、周りの部分に変異がわーっと蓄積して、そこからポリープが出てきた可能性があります。そういう研究がこれから出てきます。

AI「ワトソン」との出合い

全ゲノムシークエンスデータの解析には、わからない点もあります。実は、米イルミナ社の次世代シークエンサーデータでは、一〇〜一〇〇〇塩基の欠損や挿入の構造異常が見えないことがあるのです。そこで私たちは、ゲノモン(Genomon)という高精度変異同定アルゴリズムを開発しました。これを使って、前述の小川教授のグループと免疫チェックポイントのゲノムの構造異常を見つけることができて、がん細胞が免疫から逃れるメカニズムの解明、免疫チェックポイント阻害剤のニボルマブ(オプジーボ)が非常によく効くスーパーレスポンダーのがん患者さんを見いだすことができるようになりました。

文献も、変異のデータベースも膨大すぎて大変です。しかも、がん細胞は進化しているのです。ニューヨークのメモリアル・スローン・ケタリングがんセンターの総長が二〇一三年に出しているメッセージ「がんの理解は、もはや一人では不可能」に強く共感します。

二〇一三年に、たまたまアメリカのテレビのクイズ番組「ジョパディ!」でIBMのAIの「ワトソン」が二〇一一年に勝ったという動画をインターネットで見て、私は「これは使える」と直感しました。機械学習で読んでいるのは文献、知識です。その中から、適当な推論をして、早く検索して、ぱっと正解を出してくれます。つまり、ワトソンは「読み」「理解」「推論」ができるのです。

同じように思った人は世界中でたくさんいたようです。それで米ＩＢＭにコンタクトして、脳腫瘍のがんゲノムでトレーニングされたワトソンが二〇一五年七月に使えるようになりました。米ＩＢＭが、東大医科研を初期研究のアーリー・アダプター・プログラムに採択したのです。当時、ワトソンはすでに北米の一四のがんセンターに入っていました。みんな「何とかしよう」と考えていたのです。

これを導入しようとしたとき、米ＩＢＭのコンプライアンス担当者からストップがかかって困惑しました。その担当者は米国の食品医薬品局（ＦＤＡ）出身の人でした。日本の改正薬機法（旧薬事法）によると、「日本では医療機器扱いになるので、医薬品医療機器総合機構（ＰＭＤＡ）の承認を経ないと医療には使えない」という指摘でした。それで日本は、ＩＢＭから見て、グローバルスタンダードからいったん落ちました。

日本は医療先進国と思っていますが、先進的なゲノム医療に関しては違います。私たちはどういうことをやるのか、コンプライアンス担当者に説明して「がんゲノム医療を支援する研究に使う」という文言を考え出して、ようやく納得してもらい、導入しました。八カ月の時間がかかりました。

米国政府はＡＩの医療支援の開発について法律を整備しています。オバマ大統領の任期の最後、二〇一六年一二月に「二一世紀治療法」を上院で通過させて成立させました。情報通信技術（ＩＣＴ）の導入を念頭に、画像診断の支援を除いて、ＡＩが「医療機器の範疇ではない」と規定しています。規制から除外して、ＡＩを使いやすくする法律です。

こうした法整備は、韓国もインドもイタリアもしています。日本の厚生労働省や承認審査機関のＰＭＤＡの幹部らにも、この問題を話すことができ、よい未来が来るように鋭意努力しているとのことでした。

急性骨髄性白血病患者のゲノムシークエンスをしてワトソンで調べると、病理検査でたどり着けなかった治療方針が出て、きびしい状況だった患者さんに、その通りに投与したら、劇的に効いて、すぐ回復して元気になられました。

ワトソンと医師の判断を融合して出た結果が、劇的な治療効果になったのです。ワトソンだけが何かをしているのではありません。ＡＩを支援に使うのです。「人工知能のパワースーツを着た医師たち」と私は表現しています。それが未来の医師の姿です。

パワースーツのAIは不可欠

今や、インターネットを使えない医師を受診しに患者さんがいくとは思えません。パソコンのキーボードの入力ができない医師が自分を診ていたら、「この先生、大丈夫かな？」と思います。それと同じで「AIを使わない医師に患者が来るのか」という時代が近いと思います。

自分が読める範囲でない膨大な文献データ、しかも日々更新されていく変異データ、それらをAIが機械学習します。それをパワースーツのように着こなせれば、自分の知力を超えた能力が入ってきて、患者さんに返せるということです。AIの発展は目覚ましいので、そういう時代はすぐ来ます。

米国ではそのための法整備が、オバマ政権の置き土産でもある「二一世紀治療法」でできて、ワトソンが世界中に広がっています。日本は技術の進歩に対応する法体系がまだきちっとできていないため、グローバルな動きからは脱落しているのです。現在、ワトソンに限らずAIによる医療支援は日本を除いて世界中で普及しつつあります。日本はゲノムやAIの変化のスピードに追いついていません。

病院がワトソンを入れたときに、病院がどういう形で経費を支払うのか、という問題はあります。医療機器として承認されれば、公的な健康保険適用で回るわけです。電子カルテは医療機器ではないので、保険適用はされていませんが、それを導入しないと、点数の計算ができない、薬の処方せんが自動的に出せないなどの問題が起きます。その部分のコストが削減できるので、電子カルテは普及しました。ワトソンを導入する場合、「病院経営も患者さんにとってもよくなる」と実感することが重要です。

患者さんは、診断結果や治療方針が出るまで二カ月も待てません。今は東大医科研で、患者さんに同意を得て、全ゲノムを調べてスパコンで解析して、ワトソンの判断を入れて、担当医が治療方針を患者さんに提示できるまで四日間です。AIのワトソンが推奨する治療方針を示すのはわずか一〇分以下で済みますが、その後、医師がクリックして、根拠となる文献をチェックします。

現時点では、ワトソンがカバーしていないエピゲノム、RNAシークエンスなどの文献やデータもありますので、医師が調べる作業が同時に走っています。DNAの点変異に関しては、たくさん出てきます。医師もワトソンの言いなりになるのではなく、根拠をレビューしながら、対応します。医師の今までのやり方を否定するわけではなく、融合するのです。このようにAIは医療を支援します。より的確な医療を進めるためにワトソンのようなAIは有用で、世界はすでにそういう方向に動いています。

画像認識については、ＡＩは深層学習（ディープ・ラーニング）が得意なので、内視鏡検査などの際の画像診断支援に使えば、見落としは少なくなると思います。逆に見つかりすぎる問題も起きます。磁気共鳴画像装置（ＭＲＩ）やコンピュータ断層撮影（ＣＴ）などに、ワトソンを一緒に組み入れようとする動きは増えています。画像情報も膨大になってきているので、ＡＩを導入しないと処理できないでしょう。

脳外科医と話したことですが、一五〇〇枚ぐらい脳のスライス画像があって、その一カ所だけに脳腫瘍があり、医師がそれを見つけられなければ医療訴訟になり、勝てません。訴訟を避けるためにも、医師だけでなく、同時にＡＩでチェックしないといけないのです。「見落としていました」と弁解しないで済むように、ＡＩの導入は欠かせません。画像診断支援には、ＰＭＤＡの承認に向けてどんどん進んでいるようです。

ワトソンは今、その患者さんに合った薬しか提示しません。しかし、さい帯血移植などの造血幹細胞移植などの治療法もあります。だから、薬以外の治療にも対応する必要はあります。

東大医科研でワトソンを使って、ゲノム変異を詳しく調べたところ、治療法のまったく違う別の病名が出てくることもありました。患者さんの運命は、ここでゲノム変異を調べてワトソンにかけたかどうかで変わってきます。

フィラデルフィア染色体陰性急性リンパ性白血病と診断された患者さんのがん細胞のゲノム変異を見ると、病理検査でわからなかったものが見えて、フィラデルフィア染色体陽性とわかり、これに効く薬が使えるということになったこともあります。

古川教授は、家族性大腸ポリポーシスの患者さんの全ゲノムシークエンスをして、がん抑制遺伝子のＡＰＣ遺伝子の上流に、プロモーターの欠失があることを見いだしました。これを手掛かりに文献を調べていくと、このプロモーターの欠失がポリポーシスの原因になっている症例が見つかり、患者さんの診断がつきました。ワトソンの前は、このプロセスに一年間かかりました。ワトソンを導入してからは、病理組織検査でもわからないような、ごくまれながんでも診断がすぐできて、文献情報や、使える薬もわかるようになりました。

血液腫瘍内科の例も紹介します。急性骨髄性白血病を診断したところ、診断に人では二週間かかりましたが、ワトソンでは一〇分間でした。シークエンスをせずに解釈すれば、病理診断で急性骨髄性白血病の再発となったのに対して、シークエンスをしてワトソンが調べてみると、慢性骨髄性白血病となりました。そうすると、治療方針がまったく違ってくるわけです。

限定的に遺伝子を調べる「パネル検査」では、一〇％の患者も治療へとはつながりませんでした。

一方、全ゲノムシークエンスとRNAシークエンスをすると、末期がんの患者さんに治療の可能性がでてきたという論文も二〇一五年に発表されていました。パネル検査ではその可能性はなかったそうです。私たちの経験も同じで、全ゲノムシークエンス、RNAシークエンス、そしてエピゲノム解析で診断をつけ、治療後のフォローアップも血中がんDNA断片の検出技術などで再発を超早期に見つけることだと思っています。

クラウドでAI医療を実現へ

このように、ワトソンに遭遇することが運命の分かれ目になって、患者さんが救われるケースが出てきています。ワトソンで治療方針が変わり、補うこともやっています。

ある四〇歳代の患者さんが急性骨髄性白血病を疑われて、東大医科研の病院を受診しました。二〇一七年一〇月に、全ゲノムシークエンスをしました。同意を取得して最初から全ゲノムを調べるのは、いま、東大医科研では当たり前になっています。ワトソンの解析も行って、四日目の午後四時半に、担当医が結果を患者さんに報告をして、治療が効果を上げました。

東大医科研では、研究としてこれまで約四〇〇人の患者さんにワトソンを使っています。患者さんで同意されなかった方はわずかで、大半はシークエンスとワトソンの解析に同意していただいています。

血液腫瘍のある患者さんは全ゲノムシークエンス解析で七五〇〇の変異があり、一〇八の構造異常が見つかりました。この一〇八の構造異常について「文献を全部調べろ」と言われると大変です。そこは解答が一〇分間で出せるＡＩの出番です。こういう医療支援のパラダイムシフトが起こっているのです。

東大医科研でのゲノムシークエンスとワトソンによる医療研究支援は現在、病院ではなく、ヒトゲノム解析センターの運営費をつぎ込んで研究しています。ワトソンはＩＢＭと契約さえすれば、日本以外では多くのところで使えます。

最初にワトソンを入れて使い始めたころ、ワトソンは血液で学習していなかったので、学習させないといけませんでした。東大医科研の病院は血液腫瘍の診療実績があり、治療がむずかしい患者さんがたくさん来られ、さい帯血移植などの造血幹細胞移植も実施しています。さい帯血バンクも持っています。治療成績も非常によく、臨床遺伝カウンセラーもそろっています。ワトソンに学習させるデータは蓄積していきました。

こういうことができたのは二〇〇一年以降、中村教授がゲノム医療の基礎をつくり地道に取り組んできたから、またタイムリーに二〇一一年に研究チームができたことも大きかったのです。最初、臨床の血液腫瘍の医師たちは「こんなもの、使えるのか」とＡＩに懐疑的でした。世界中だいたい同じ反応だったそうです。そこで二週間に一回、米ＩＢＭとテレビ会議を開いて、ワトソンに学習させるよう求めました。データを十分に学習してからは、血液腫瘍にも威力を発揮しました。

ＡＩは英語でArtificial Intelligenceと書きますが、私たちの経験ではAugmented Intelligence「人知の増強」といったほうが適切なように思っています。人に取って代わるものではありません。それに、データがなければ、ＡＩは完全に無能です。また、ビッグデータと言いながら、一人の患者さんに有効な知識やデータが非常に少ないという現象にも直面しました。

テレビドラマ『相棒』の主人公、杉下右京のせりふではないけど、「あなたもまだまだですね」、これが私のワトソンへの感想です。ワトソンはまだ発展途上です。私たちは時系列でがんゲノムの変異のデータを取っていますが、それには対応していません。どの時点でどういうアクションを取ると、どういう治療効果があったかは全然学習されていないのです。

エピゲノムやＲＮＡシークエンスにも対応できていません。今、そういうところは人海戦術でやっている状態です。よくＩＢＭの開発担当者とテレビ会議をしていますが、「ワトソンもまだまだですね」と限界を指摘しています。

文句はいっぱいありますが、人工知能のパワースーツを着た医師たちが登場して、東大医科研では未来はとっくに始まっています。

私はワトソンが医療の世界で「ビジネスになることを示してください」とＩＢＭには言っています。そうすれば、ほかの機関も入れて幸せになれる患者さんが増えます。ゲノムシークエンスが簡単にできて、クラウドが使えるようになり、ＡＩが利用できれば、状況は変わります。

ビヨンドワトソン

人類は「狩猟」、「農耕」、「工業」、そして「情報」の社会を経て現在に至っていると言われています。今の「情報社会」は Society 4.0 だそうです。その次に来るのが順番から Society 5.0 と言われているもので、内閣府のメッセージによると「サイバー空間（仮想空間）とフィジカル空間（現実空間）を高度に融合させたシステムにより、経済発展と社会的課題の解決を両立する、人間中心の社会」（内閣府ホームページより抜粋）が来ようとしています。

医療においても、ＡＩの要素技術的な応用（特化型人工知能、ナローＡＩとよばれています）は本章でふれたワトソンのがんのゲノム医療活用のほか、例えば、画像診断支援、内視鏡ロボット、心電図計、尿分析装置、顕微鏡の試料の光学像上にＡＩ解析結果を拡張現実で重ね合わせる拡張現実顕微鏡（Augmented Reality Microscope）など、広範囲に実用開発が世界中で進んでいます。

そして未来の医療は、フィジカル空間（患者、病院、医師、薬など）とサイバー空間（フィジカルなものとインタラクトするあらゆるものの情報・通信、データ、レギュレーションなど）が融合したものとなっていくでしょう。そこでは、ＡＩがクラウドとともに電気・水道・携帯電話のようなインフラとなり、人々はその存在を日常的に意識することはなくなります。そのためにはセキュリティの高レベルでの担保やプライバシーの保護などの技術や仕組みが開発されることが必要です。情報のセントラル管理方式とは違った、ブロックチェーン方式の活用なども考えられています。また、量子コンピュータが登場すれば、現在、暗号化通信に使われている公開鍵暗号系などを破ることができるため、二〇二五年ぐらいから新たな暗号系が導入されることになっています。

米国のＮＩＨは「データのデモクラタイゼーション（だれもが、ある規範のもとでデータを使えるということ）」という方向を示しています。そして、こうした技術や社会的コンセンサスのもと、すこし先のことになるかもしれませんが、汎用人工知能（Artificial General Intelligence　ＡＧＩ）の登場により、例えば、病院が患者や医師、コメディカル、事務職員などについて学習し、置かれている社会システムや環境などを考えて、人間中心の医療が行われるようになることが強く期待されています。

数学を生命科学や医学の基盤に

数学を基盤に生命科学や医学を考える必要性は高まっています。私は数学者としてゲノム医療やスパコン、ＡＩに関わってきました。日本の数学者では珍しい存在だと言われます。

膨大なデータの解析は、数学出身者でなくては無理です。米国のボストンにあるブロード研究所のエリック・ランダー所長は数学出身で、分子生物学で博士号を取って、遺伝統計学を専門にしています。日本だけが数学者の関わりが弱くて遅れています。ロンドンに最近設立されたフランシス・クリック研究所も、六〇〇〇人くらいの研究者のうち六〇〜七〇％が数学、物理学の出身者で、生物医学の研究をしています。それが世界の潮流です。

数学者として新しいものに挑戦してきたというよりも、何か必然に駆られて、苦しんだけど、前に進んできました。私が二〇代で九大の助手をしていたときに、有川節夫教授（前九大総長、現放送大学学園理事長）が「研究者は捨て石になる生き方もある。それがパイオニアだ」と言われました。有川先生は私の人生の師匠で、九大の基礎情報学研究施設の施設長も先生から引き継ぎました。

捨て石というのは、水がどれくらい深いのか、岩がないのかなどを、ざぼーんと石を投げて探る役割です。スパコンやＡＩのワトソンを活用してゲノム医療に取り組みながら、私ができるのは「数学出身の人間が、こんな人生を歩んできた」ということを示す捨て石になることだとも思っています。

ナノバイオデバイスが拓く未来医療

馬場嘉信

ばば・よしのぶ　1958年熊本県生まれ．81年九州大学理学部化学科卒業，86年同大学院理学研究科化学専攻博士課程修了，理学博士，86年大分大学助手・講師，90年神戸女子薬科大学（現神戸薬科大学）講師・助教授，97年徳島大学薬学部教授を経て2004年名古屋大学大学院工学研究科教授，ナノライフシステム研究所長．専門は分析化学，ナノバイオサイエンス．2014年から内閣府の革新的研究開発推進プログラム（ImPACT）「進化を超える極微量物質の超迅速多項目センシングシステム」のプロジェクトリーダーを務め，バイオエアロゾルの計測にも取り組む．Merk Awardや日本化学会学術賞，日本分析化学会賞，文部科学大臣表彰などを受賞．

私は幼稚園のころから「科学者になる」と言っていたそうです。大学に入る時、親から医学部を勧められたのですが、動物の実験をするのが嫌で、そこから最も遠い理学部の化学を選びました。化学が好きだったこともあります。九州大学に入って、四年生で分析化学の大橋茂教授の研究室に配属され、無機ポリリン酸の分析化学を研究しました。

無機ポリリン酸は作った段階で、いろいろなものが混ざっています。与えられたテーマは、無機ポリリン酸をできるだけ効率よく分離することでした。学位論文はポリリン酸を分析したクロマトグラフィーで、グラフの一個一個のピークが一種類ごとのポリリン酸の長さ、連なったリン酸の数の違いに対応しました。当時、無機ポリリン酸ではこれが多分一番よい分析データでした。

リン酸つながりでDNAを研究

九州大学大学院の博士課程のころから、動物実験が嫌だと言いながら、バイオに興味を持ち始めました。バイオの教科書を勉強すると、私の専門に近いのがDNAでした。DNAの中にリン酸が入っています。タンパク質や細胞など、いろいろな研究対象はありますが、無機化学から見ると、生物学は非常に遠い世界でしたので、まずは近いターゲットとしてＤＮＡの研究を始めました。

一九八〇年ごろは、微量のＤＮＡの分析を可能にしたポリメラーゼ連鎖反応(ＰＣＲ)法も開発されていませんでした。後から知ったことですが、核酸の塩基配列決定のサンガー法が一九七七年に生まれていました。ＤＮＡの解析技術が急速に登場し始めた時期に、その動向を知らないまま、たまたまリン酸つながりでＤＮＡの研究に転じました。

ＤＮＡの研究を始める際に、世界の第一線研究者に教えをこうために、手紙を出しまくりました(電子メールはまだありませんでした)。博士課程を修了したばかりの若い研究者にも、多くの先生方が親切に教えてくれました。その中のお一人が、寺田弘徳島大学教授(現新潟科学技術学園理事長)でした。このときは、まさか、一〇年後に寺田先生のご指導で徳島大学教授になるとは夢にも思っていませんでした。

ＤＮＡを研究してよかったのは、生体関連分子の中でＤＮＡが最も化学に近いからです。化学合成も当時始まっていました。安定していて、タンパク質のように、ちょっと温度を上げると変性するようなことがありません。ＤＮＡは、ＰＣＲの際に九〇度に加熱しても大丈夫です。

分析化学的に見ても、無機ポリリン酸と同じような挙動を示します。

大分大学に就職してからは、もともと用いていたクロマトグラフィーでDNAを分析していました。ところが、DNAのような大きい分子を扱うには、クロマトグラフィーは向いていませんでした。

神戸薬科大学に移った一九九〇年ごろ、寺部茂姫路工業大学教授(現兵庫県立大学名誉教授)、北森武彦東京大学講師(現東京大学教授)、大塚浩二大阪府立工業高等専門学校助教授(現京都大学教授)のご協力を得て、細いチューブのキャピラリーを使った電気泳動で、DNA分析がうまくいきました。中空の髪の毛のようなキャピラリーにゲルを入れると、ゲルの網目が形成され、そこをDNAが流れる時に速度の差が生じて分析できます。

ポリアデニンのDNAの分析データを見た松原謙一大阪大学教授(現大阪大学名誉教授)が「この方法はゲノムのシークエンス(塩基配列解読)に使える」とおっしゃって、松原教授が率いられていた科学研究費のゲノム解析プロジェクトに入れていただきました。

当時、日立製作所の神原《かんばら》秀記博士(現日立製作所名誉フェロー)も同じDNAシークエンサー開発の仕事をやっておられました。A(アデニン)、C(シトシン)、G(グアニン)、T(チミン)の四種類すべての塩基を検出できる装置を神原博士に作ってもらって、これを神戸薬科大学に持ち込んで、私はＤＮＡのシークエンスの研究を進めました。

その当時、ゲノム解析の研究班にいた多くの先生方に興味を持っていただいて「シークエンスだけでなく、病気の診断に使えるのではないか」と共同研究をさせていただきました。

キャピラリー電気泳動は、世界的に見てもよい結果を出せましたが、限界も見えてきました。一塩基を測るのにだいたい一〇秒かかりました。当時はそれで十分でしたが、「もう少し速くできないか」と思っていました。

一九九〇年代半ば以降、神原博士らが開発した自動シークエンサーが登場して、大腸菌や酵母、線虫のゲノム解析ができて、ヒトのゲノムが二〇〇三年に解読されました。しかし、ゲノム解析を個別化医療や精密なプレシジョン医療に持っていくには、解析速度をもっと上げる必要がありました。

マイクロからナノへ飛躍

当時はキャピラリーのようなマイクロ（一〇〇万分の一）メートルの技術でヒトゲノムが解析されたのですが、この先に行くには、ナノ（一〇億分の一）メートルの世界を扱うナノテクノロジーを使わないと、より高速化できなかったのです。

ちょうど、そのころ、マイクロとナノを使っていた半導体のグループがバイオの分野にも参入し始めつつありました。バイオブームは、二〇〇〇年ごろに起きました。

ゲルが詰まったマイクロキャピラリーの電気泳動のDNA分析では、キャピラリーを作るたびに中身のゲルは変わります。このため、再現性がとれず、物理的な理論で完全には予測できませんでした。そこでナノ構造を半導体技術で作ったら、もっと簡単に分離できるとみて、ナノテクの研究に転じました。一九九五年ごろ、徳島大学に移る直前でした。

当時はナノテクという言葉もなかったのです。理論的に数ナノメートルから一〇〇ナノメートルくらいの大きさの構造を作ると、小さめのDNAなら一〇〇ナノメートルぐらいですので、解析できそうでした。私も三〇代と若かったので、自分ではまったく作れないのに「これができたら、うまくいきます」と広言して研究費をもらいました。

当時、東京大学工学部にいらした堀池靖浩教授(現筑波大学特命教授)がナノテクの半導体の先駆者で、東芝で半導体を研究していました。私が堀池教授の前で講演したところ「作ってやる」とのことばをいただきました。そして、私の研究室の博士課程の大学院生だった加地範匡《のりただ》君(現九州大学教授)と東京大学の大学院生が苦労して、半導体技術で五〇ナノメートルくらいの小さなピラー(柱)を林立させたナノ構造を制御して作れるようにしました。

このナノピラーを並べると、DNA分子がナノピラーを通り抜ける速度を、DNAサイズにより大きく変化させられます。そのことによりDNAがわずか〇・五ミリメートルだけナノピラー中を移動するだけで、DNAを識別できるため、DNA解析が一〇〇〜一〇〇〇倍速くなりました。狙い通りでした。かつ、吉川研一京都大学教授(現同志社大学教授)のご協力で、こういうナノピラーの中でDNAがどういうふうに動くかを、一分子レベルでリアルタイムにビデオで撮れるようになってきました。

次は、ナノ構造をどういうDNAに対して、どういう大きさで、どういう配列で作ったらよいのかを研究しました。

堀池教授と共同研究を始めた時に、東京大学工学部の同じ専攻にいらした片岡一則教授(現東京大学名誉教授)が「高分子でもナノ構造を作れる」と言われました。そこで片岡教授に高分子でナノボールを作ってもらったところ、私たちの研究室の田渕眞理特任講師(現立教大学准教授)により、DNA解析がうまくいきました。ナノ構造をうまく作ればDNAを解析できるというもくろみは正しかったのです。

非常に面白いのは、ナノピラーの柱を立てる場合と、小さなナノボールを比べると、流れる時のDNAの形がずいぶんと違うことです。一分子レベルで観察すると、解析に使うナノ構造の違いが、DNAを識別するのに役立つことがわかってきました。

　こうしてDNAを軸に、ナノバイオデバイスに入っていきました。

半導体を基にナノバイオ

　徳島大学薬学部に移って、ナノバイオに本格的に取り組み始めました。一九九九年からナノチッププロジェクトで研究して、二〇〇三年からは川合知二大阪大学教授（現大阪大学特任教授）と一緒に新エネルギー・産業技術総合開発機構（NEDO）で先進ナノバイオデバイスプロジェクトを始めました。それが、公式にナノバイオの表現を使った最初だったと思います。

　ナノ構造を作るのは簡単ではありません。東京大学工学部の堀池教授の研究室と出合ったのが大きかったのです。普通の半導体だと、五〇〇や一〇〇ナノメートルを作るのは簡単です。半導体で扱うのは小さい素粒子の電子なので、ごく小さい構造で薄くて、構造を作る範囲も狭くてよいのです。

　ところが、ナノバイオは、対象がDNAなので、ナノピラーの太さは五〇〇や一〇〇ナノメートルのままで、高さを一から五〇マイクロメートル（〇・〇五ミリ）の範囲で作らなければなりません。ナノテクとしては、とても大きく、最初に作るのは大変で、堀池研究室の博士課程の大学院生が何カ月も頑張ってやっとできました。これがその後のナノピラーの出発点になる技術でした。

このナノピラーにＤＮＡを流したら、解析がうまくできました。これより速い解析技術は今でもありません。一九九〇年代末に始めたこの辺りの仕事が、現在の出発点です。

そこで私は、ナノバイオという問題意識を持ち始めました。これは半導体技術がなければ、生まれませんでした。半導体は私たちにとって非常に示唆に富む分野で、コンピュータの能力を高めるために、いろいろな微細構造を作ってきて、新しい物理も見つけてきました。半導体技術をバイオに使えることが、ナノバイオの利点でした。

私たちは、半導体の歴史や過去の技術を勉強しながら、半導体の研究者とも一緒にやってきました。半導体の人から見れば、バイオはまったく異質の分野です。半導体は水を嫌いますし、水を使いません。バイオは水がなければ、あり得ません。そのギャップをどう埋めるかは非常にむずかしいところです。半導体では、シリコンが主に使われますが、シリコンはバイオではなかなか使いづらい。ＤＮＡを分析するため電気泳動で動かすのに、電流を使うことが多いのですが、シリコンの半導体は、電流が流れるとリークして、うまくいかないのです。

これらの課題を解決するため、ナノピラーは石英で作っています。それもあって、作りにく

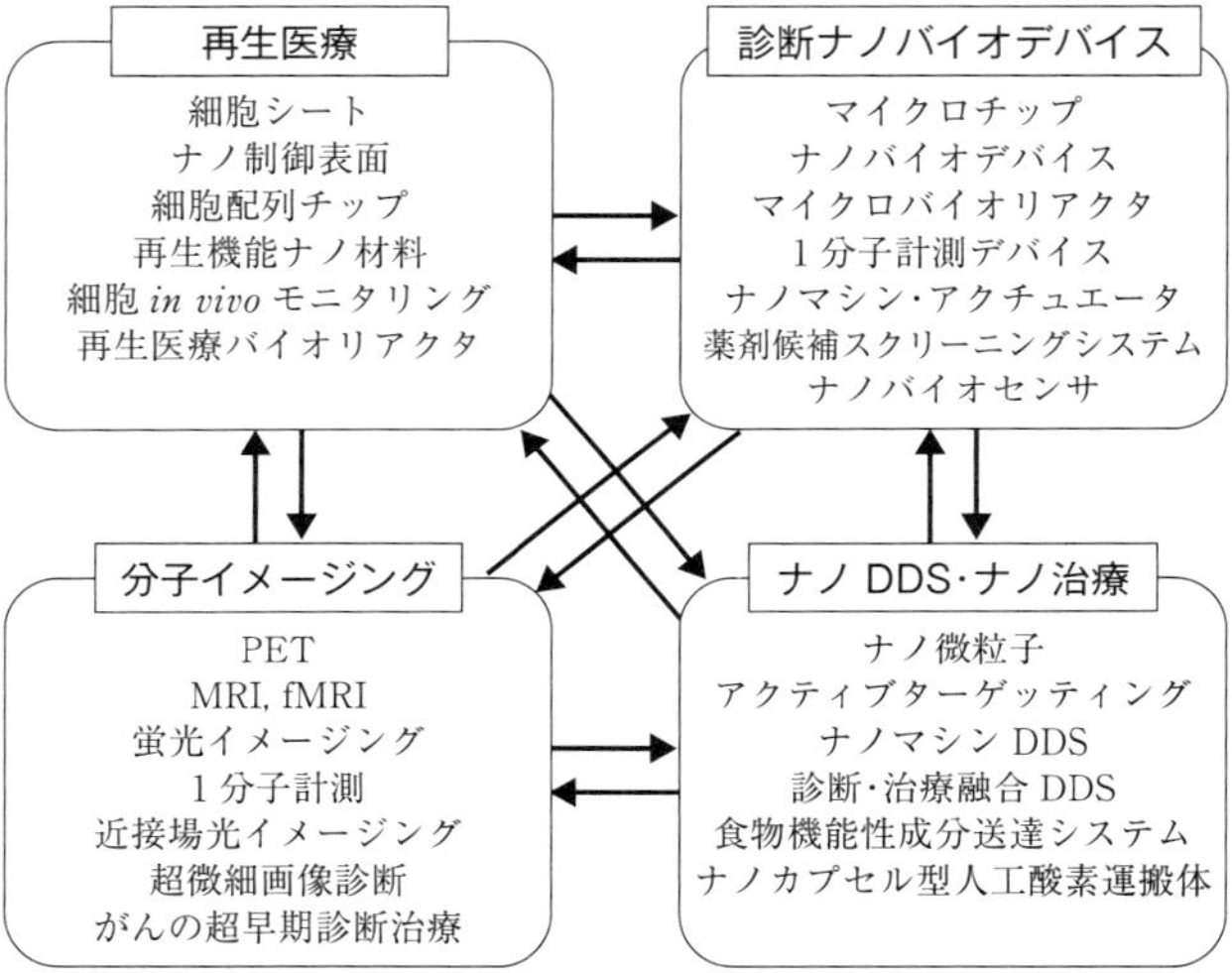

図1　ナノバイオデバイス

かったのですが、シリコンのままだと、DNA解析などのナノバイオへの展開は無理だったと思います。

医学系の要求に応える技術

当時、ナノテクノロジーをバイオに使おうとしていたグループがいくつかあって、その人たちと二〇〇四年に議論して、四つがナノバイオデバイスの主な分野だと提言しました。私がちょうど名古屋大学工学部に移った直後でした。

再生医療、診断ナノバイオデバイス、ナノ薬物送達システム(DDS)・ナノ治療、分子イメージングの四分野で、相互に関連し合っています(図1参照)。今もほとんど変わっていません。世界中でこの四分野を軸に研究をしています。

この四分野をまとめたころは、実用化されている技術はほとんどありませんでしたが、その後一五年たって、日本の医薬品医療機器総合機構(PMDA)や米国の食品医薬品局(FDA)で認可されて、臨床で使われている技術が少しずつ出てきています。ナノテクで、これまで不可能だった診断や治療ができつつあります。あと一〇年、二〇年たつと、医療の分野でもっと広く使われるようになるでしょう。毎年、新しい学生が入ってきた時に「この四分野を研究する」と説明しています。ナノバイオは診断だけでなく、治療とも融合する新技術で、今後ます、医療を発展させる重要なツールになります。

私たちは、名古屋大学医学部や国立がん研究センターなど医学系の研究者たちと共同研究をしています。私が名古屋大学に赴任してすぐに、濵口道成名古屋大学医学部長(現科学技術振興機構理事長)、松尾清一名古屋大学医学部附属病院長(現名古屋大学総長)のご協力で、医学部との共同研究が非常にスムーズに進むようになりました。

診断ナノバイオデバイスは、私たちの研究室の渡慶《とけ》次《し》学准教授(現北海道大学教授)が開発しましたが、最近は、医学系の研究者がマイクロのチップぐらいは自分で作ります。そういう意味でも、一〇年前と比べると、かなり変わってきました。

ナノ材料が使えるようになって、薬を体内の必要な部位に運ぶナノ薬物送達システム（DDS）も今、医学系の研究者がずいぶんと研究をしています。分子イメージングも、量子ドットのような微細なナノ材料を使った研究に、医学系の研究者が取り組んでいます。

工学部でやった仕事は、工学部の研究室でしかデータが出ないのが普通です。外の研究室にいってデータを出すのは、かなりむずかしいのです。しかし、私たちのところで作ったものは医学系の研究室でもきちんと答えが出ます。

この二〇年でだいぶ進歩しました。二〇年前は医学系の研究者から「こういうのをやってほしい」と頼まれても、それに合うものを作れなかったのです。今は、国立がん研究センターの落谷《おちや》孝広先生（現東京医科大学教授）から「エクソソーム（顆粒状の細胞外小胞体）を取ってきて、その中のマイクロRNAを測ってください」と言われれば、きちんと応えられるようになってきました。

医学系の人たちから「こういうものをやりたい」と注文されると、私たちのレパートリーが増えたせいもあって、それを作ってデータが出せます。しかも、それを持っていくと、医学や医療に技術が移転できて、応用できるようになったのです。

原理を解明して、発展を持続する

半導体の歴史を振り返ると、一九四七年にトランジスターが誕生して発展し続け、今の一番新しい中央処理装置(CPU)では一個の指先のチップにトランジスターが二〇億個集積化されています。想像もつかない数です。一九九六年に出たDNAシークエンサーは二メートルぐらいの高さがあって、重くて床置きしかできませんでしたが、今はナノテクで次世代シークエンサーはスマートフォンサイズになったのです。

昔、一部屋ぐらいあったコンピュータが持ち運びできるようになったように、シークエンサーも、持ち運べるようになりました。半導体技術をうまくバイオに活用すると、能力は上がって値段は下がり、携帯できるようになり、今まで研究室でしかできなかったシークエンスが在宅で可能になりました。

昔は大型コンピュータで、限られた場所でしか計算できなかったものが、今やスマホを持っていれば、誰でもできます。この非常に優れた科学と技術をいろいろな分野に活用するのは絶対必要です。

現に医学の分野では、たくさんの人からのサンプルを測らないといけません。しかも、一年に一回人間ドックにいって測るよりも、月一回、あるいは毎日ずーっと測るほうが異常を早期に見つけられるはずです。それに技術がまだ追いついていないだけです。近い将来、そういう技術が必ずできてきて、それに人工知能(AI)が組み合わせると、AIがきちんと「調子が悪くなりそうだ」と教えてくれます。ナノテクで、小さくて、動作が速く、価格が安い方向にと発展してきました。この傾向は間違いなく続きます。

このように、新しいナノ構造を作って、新しい機能を開発してきましたが、その原理や理論を考えることが大学の役割です。例えば、尿からマイクロRNAが検出されて五種類のがん(肝臓がん、膵臓がん、肺がん、前立腺がん、膀胱がん)を診断できた時に、なぜそうなったかを解明する任務があります。それが次につながります。

私たちはもともと持っていた理論に基づき、こういう構造を作ればうまくいくのではないかと想定します。そして試行錯誤の末に成功した時、どこがよかったのか、その原理を解明することが大学に求められています。企業にそういう余裕はないのです。

DNA分子を水の中に落とすと、ブラウン運動で動きますが、その動きが非常に遅いのです。それは拡散係数で表されます。一センチを動くのには一〇〇日以上もかかりますが、ブラウン運動に要する時間は距離の二乗に比例するので、一マイクロメートルを動くには〇・一秒ですみます。この簡単な原理は、ナノ構造を使うとDNA解析が速くなる根拠になります。

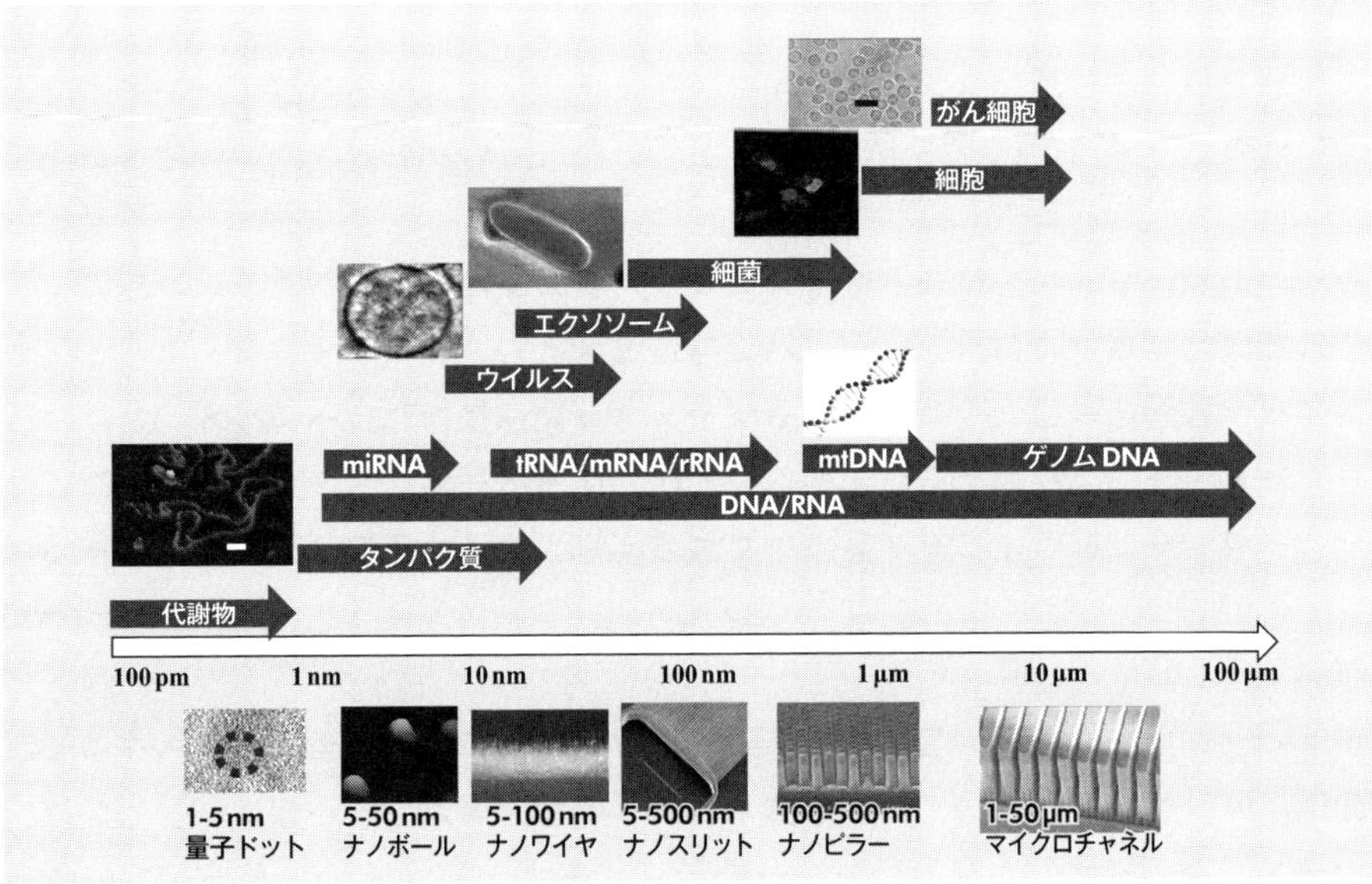

図2　生体成分とナノ構造のサイズ

ナノピラーなどを試しに作って、うまくいったら、企業と一緒に製品化します。医療分野では、一番小さい分子は〇・一ナノメートルで、細胞で大きいのは一〇〇マイクロメートルなので、だいたい一〇〇万倍くらい大きさが違います。私たちは二〇年間研究してきた蓄積で、一〇〇万倍違うサイズを全部、自由自在に作れます（前ページの図2参照）。

ナノワイヤが突破口に

ナノピラーは二〇年前の技術ですが、最近のブレークスルーの一つは、ナノワイヤが作れるようになったことです。ナノピラーですと、どんなに頑張っても直径五〇ナノメートルが精いっぱいでしたが、ナノワイヤだと直径五ナノメートルから大きいものまで調節して作れます。しかも、ナノワイヤはナノピラーより簡単に作れて、低コストになります。材料についても、ナノワイヤはありとあらゆるもので作れます。DNAやカーボンナノチューブも、ワイヤの一種といえます。

こういうものがきちんとできるようになったのが、二〇一三年ごろです。国立がん研究センターの落谷先生らと一緒にエクソソームのマイクロRNAを調べた時にも、このナノワイヤを活用しました。

二〇〇三年からの研究プロジェクトには、企業も入ってナノバイオデバイスの基盤技術ができてきました。その後に、二〇一〇年から内閣府の最先端研究開発支援プログラム（FIRST）で、また大阪大学の川合知二先生と一緒に「革新ナノバイオデバイスの開発研究」として、DNAのシークエンスに絞り込んで取り組みました。

その時の一番の成果は、ナノポアとナノワイヤができたことです。大阪大学の川合研究室で谷口正輝准教授（現大阪大学教授）を中心にナノポアを開発して、名古屋大学の私たちの研究室でナノピラーやナノワイヤでDNAの前処理を担当しました。

ナノポアでは、DNAと同じくらいの直径の穴を開けて、そこに電極を組み込んで、かなり近づけると、普通は流れないような条件でトンネル電流が流れます。トンネル電流を流しながら、DNAを通していくと、A、C、G、Tの塩基四種類の微妙なエネルギー状態の違いが伝導度の違いに反映することにより、塩基配列を読んでいきます。

量子力学の原理を使っており、ナノバイオの真骨頂のような技術です。ナノポアの穴が一〇ナノメートルより大きいと、電流はもう流れません。一〜二ナノメートルでトンネル電流が流れるので、DNAの幅のサイズとぴったりと同じです。この解読法に使うDNAはまっすぐなほうがよいので、その前処理は私たちが担当し、ナノワイヤでDNAを線状にしました。

一〇〇〇分の一秒で一塩基が読めます。ナノポアも一個一個では読むのに限界があるので、今は一〇〇個並べています。将来的に一〇〇〇個並べれば、計算上は一時間で一人の全ゲノムが読めます。一〇〇万個並べれば、一人のゲノムを三秒で読めます。一〇〇万個並べても、非常に小さい空間に収まります。

ただ、一〇〇万個並べると、一〇〇万種類のDNAを一個一個分離しながら、ナノポアに割り当てていかないといけないので、DNA解析をどんどん速くする必要があります。二〇年前に私たちが研究した時には、一塩基を一〇秒ぐらいで解析できていたのですが、それでは遅すぎます。ミリ秒からマイクロ秒で解析しないといけないのです。

そこでDNAの前処理を高速化するために、メカニズムを突き詰めて考えました。ナノピラーの柱を交互に並べた方式を変えて、平行に並べてみました。すると、DNAがより速く解析できることがわかりました。

ゲル電気泳動、キャピラリー電気泳動もナノピラーも、「分子ふるい」としてメカニズムは一緒です。しかし、分子ふるいには限界があって、ふるいの網目を小さくすると、大きいものはどんどん遅くなります。そこで、ピラーを平行に配置すると、分子ふるいと異なり、分子の運動の違いがナノ構造の中で現れるのです。大きいDNAほど速く流れます。DNAの構造がナノで、私たちの作った構造もナノなので、これこそナノテクでないとできない世界です。従来の方法より飛躍的に高速化できました。

重要なのは、ナノ構造をきちんと制御して作って、そこで何が起きているかを解明することです。今までにできなかったことができるので、もっと別のナノ構造を作ると、ほかのことができるのではないかと思って、いろいろ試してみました。

エントロピーのバリアが、ナノとマイクロの間で起こるのです。DNAは普通、ぐちゃぐちゃと丸まっており、乱雑な状態、つまりエントロピーが高い状態にあります。ところが、DNAを自分より小さいナノ構造に無理やり入り込ませると整列します。そうすると、エントロピーが下がります。

ちょうど、DNAから見て、マイクロの安定な状態から、不安定な状態に入る時に、バリアがあるのです。それを乗り越える時間を測ると、ミリ秒〜マイクロ秒で越えていって、非常に小さいエネルギーになります。

しかも、DNAによってその時間に差があって、ゲノムやマイクロRNAがミリ秒オーダーで識別できることが私たちの研究でわかってきました。二〇年間の流れを見ていると、もともとはゲルを模倣したナノ構造をうまく作ればよいと思ってやってみたところ、一時間くらいかかっていた測定がミリ秒〜マイクロ秒ぐらいでできるようになったのです。

ナノ構造は、配列も大きさも自由に変えられます。そういうことをやっていく中で、従来のメカニズム以外の物理も生まれてきました。その物理とナノ構造の配列をうまく使うと、DNAをミリ秒〜マイクロ秒で分離できるとは、予想されていませんでした。

次世代の超高速DNA解析は、ナノバイオを使わないと絶対できません。ナノポアやナノワイヤは、その有力な要素技術になります。二〇一三年に大阪大学発ベンチャーとしてクオンタムバイオシステムズ社が立ち上がっていて、二〇二〇年代の実用化をめざしています。

マイクロRNAを測るのも重要なので、たぶん短い分子のマイクロRNAの解析が最初にできると思います。ナノポアのよいところは、DNAだけでなく、RNA、ペプチドやタンパク質も測れるところです。そのため、水平展開で勝負することになるかもしれません。

ナノ構造を自己組織的に作る

ナノワイヤは九州大学の柳田剛《たけし》教授との共同研究で実現しました。柳田教授はシリコンやガリウムヒ素でワイヤを作っていたのですが、水があると表面が酸化するので、最初から酸素をつけておけばよいと考えて、金属の酸化物を使いました。結論から言うと、この考え方は正しかったと思います。二〇一三年に初めて、水やDNAを扱えるデバイスとしてナノワイヤをきちんと作れることを私たちが実証したのです。

使った金属の酸化物は、大学や高校で習うレベルの簡単な物質ばかりです。半導体で問題になる高価な元素レアメタルを使わなくてもよく、ありふれた元素が使えます。使った酸化亜鉛はとても安く、化粧品の中にも入っています。

ワイヤの場合は、ピラーと違って、小さい分子を積み重ねて作っていくので、条件さえ与えてやれば、あとは化学反応で原子や分子がきれいにそろってきて、小さな分子が自発的に集まってくる自己組織化で作ってしまいます。しかも、金のナノ粒子を付けて、外側からワイヤの材料をいれると、下側から固体ができてきて、ぴゅーっと生えてきます。どこに付けるかで、均等に生やすことも、密集させて生やすこともできます。

これは九州大学の柳田教授が、もともと一〇年以上研究して、いろいろな条件を整理していたので、うまくできるようになったのです。半導体の平板に薄膜を作るのは基本技術です。これは薄膜を、ある点にだけ積み重ねていく技術です。そうするとワイヤになります。

まず作ったワイヤの材料の表面に、別の材料をさらにうまく作り込むことができます。例えば、ある分子でまずワイヤを作って、その外に別の材料を作るというふうに、原子レベルで非常に精密に作り込むことができます。私たちがうまく設計さえすれば、原子が勝手に一番よい場所に自分自身が入り込んでいってくれます。材料も鉄やニッケル、マグネシウムなど、ありふれた使いやすい物ばかりです。

最近は、さらに技術が進んで、ワイヤの表面に一個一個、原子、分子を並べる技術ができてきています。ワイヤの上に、酸化亜鉛の外側に酸化チタンを塗っていくというように、別の分子の薄膜を載せることができるようになっているのです。

実は酸化亜鉛のワイヤが最も作りやすい。しかし、欠点があって、ちょっと安定性が悪いのです。そこで、表面に酸化チタンをつければ、簡単に安定性を増します。目的に応じて、表面も自由自在に作りわけられるのです。

尿の中のエクソソーム解析

細胞外小胞体のエクソソームのサイズが、一〇〇ナノメートルくらいです。尿や血液の一ミリリットルの中に何百億個もあるのです。それを全部つかまえてくるためには、たくさんナノワイヤを生やして、大きさも同じくらいにしないといけません。

ナノワイヤの表面にエクソソームをどうやってくっつけるのかも、重要です。ナノピラーでは不十分で、ナノワイヤのように、非常に細くて、たくさん作れる技術が必要でした。プラスチック上に酸化亜鉛のナノワイヤをくっつけてみたところ、うまくいきました。

このおかげで、尿や血液を流すだけでエクソソームが取れるようになりました。ピラーは石英の表面に上から電子線を当てて掘って微細加工していったのですが、ナノワイヤは基盤の上に酸化亜鉛の薄い膜を張って、その上にあるところだけ成長するように反応溶液を入れると、数時間か一日したらワイヤがびゅーっと生えてきます。エクソソームがちょうどナノワイヤの間隙に入り込むような大きさで、たくさん作り込むことができます。

もともとエクソソームの表面はマイナスの電荷を持っています。プラスの電荷の表面を作ってやれば、ぺたぺたくっつくと思ってやったところ、エクソソームが効率よく濃縮されてくっつき、エクソソームを分離するには非常によいシステムができたのです。

患者さんの尿で測ると、九九・九%ぐらいの尿中のエクソソームが取れます。今までは、超遠心分離機にかけたりして、いろいろなキットで反応させたりしていたのですが、ナノワイヤでは尿を流すだけで取れてきます。その中のマイクロRNAを測っています。

このように測定に必要な時間が大幅に短くなりました。測れるマイクロRNAの種類が従来は三〇〇〜五〇〇ぐらいですが、私たちの方法では最大一〇〇〇種類まで検出できます。実際に五種類のがんで、健常者と比較すると、五〇～一〇〇種類くらいのマイクロRNAに差が見えてきます。

尿のエクソソームの結果を二〇一七年末に発表したら、世界中の研究機関から「ぜひ使いたい」と申し込みが相次ぎました。これを開発した私たちの研究室の安井隆雄助教(現名古屋大学准教授)がこの技術を基に名古屋大学発のベンチャーを作りました。尿で調べた五種類のがんは、患者の尿が入手できるのがたまたま五種類だっただけで、ほかのがんや病気の診断にも使えそうです。

国立がん研究センターの落谷先生の大型プロジェクトでは、様々な種類のがんを早期診断するために血中のエクソソームのマイクロRNA測定が進んでいますが、論文を発表すると、尿のほうが反響は大きかったそうです。

血液は採るのが面倒です。医療機関にいき、医療機器が必要です。しかし尿は自宅での採取が可能で、トイレのメーカーなどが興味を持っています。だ液や呼気にもエクソソームが入っており、将来は自宅で測れるようになると思います。

患者の変異を現場で迅速に判定

医療応用の一つとして、肺がんの患者さんにどういう抗がん剤を投与したらよいか、あらかじめ調べるために、私たちの研究室の笠間敏博博士研究員(現東京大学助教)が、名古屋大学の呼吸器内科(長谷川好規教授)と共同研究をしています。現在は、患者さんのサンプルを検査機関に送って結果が出るまで一週間くらいかかります。できれば診断するその場で、迅速に測って、結果を知りたいものです。

測定するのは、よく使われる抗原抗体反応です。違いは、マイクロの中にナノファイバーを組み込んで、非常に小さい空間に抗体を一〇億個くらい固定できるようになったことです。非常に小さい空間なので、反応も効率もよくて、速く、微量化できました。浜松ホトニクスが製作した検出器も一キログラムと軽くて小さくできました。これを医学部に持っていって測っていて、臨床試験をするところまできています。

例えば、肺がんで必ず測らないといけない遺伝子に上皮成長因子受容体(EGFR)があります。ふつうはこの遺伝子を測りますが、私たちは遺伝子が作ったタンパク質を抗原抗体反応で測ります。一塩基の遺伝子変異で起きる違いを検出できるのです。

特定の変異があると、それに適した抗がん剤が投与できることになっているので、この方式で識別しようとしています。二〇検体を試して、感度が一〇〇%近いので、二〇〇検体を目標に臨床研究をしており、結果がよければ、診断法として認可されると思います。

肺がんの一部の原因になっているALK融合遺伝子も、タンパク質の変異で検出できます。肺がんでは一〇種類ぐらいの遺伝子変異がわかっています。珍しい変異もカバーして、患者さんが少ないケースでも、低コストで判定できます。患者さんの胸水を取ってから一時間くらいで結果が出て、一検体当たり二〇〇〇円を目標にしています。今、通常のDNA検査ですと、一検体当たり二万円はします。

私たちのもう一つのターゲットは脳腫瘍です。脳腫瘍は、肺がんよりもさらに難治がんです。名古屋大学の脳神経外科(若林俊彦教授、夏目敦至《あつし》准教授)のグループが京都大学と協力して、脳腫瘍の遺伝子解析をした結果、変異がかなり同定されてきています。

これを測ると、悪性度グレードでⅡとⅢの脳腫瘍が検出できます。この段階で手術すれば、患者さんの予後がよくなり、再発の可能性が減ります。この臨床研究も始めています。

さらに、本当は手術中に調べたいのです。手術では、どこまで脳腫瘍を取ればよいかわからないので、手術中に病理医に診てもらっています。病理医も遺伝子の結果がわかれば、もっとよいはずです。私たちの方法によって、患者さんの脳腫瘍部位を取ると変異が一五分で見えて、腫瘍から少し離れた細胞には変異が見えないという具合に解析できるようになっています。

これで将来は、手術中にどこまで取ったら、再発が一番少ないかを判定できます。病理医による顕微鏡の術中病理診断に加えて、術中タンパク質変異解析を行おうと、臨床試験を進めています。

医学でわかってきた新しい知見をナノバイオデバイスですぐ調べられて、医療に応用できる時代になりつつあります。いま名古屋大学病院と連携して研究しています。

特に最近の医学部の若い研究者は、こういう新技術を使うことに抵抗がありません。私自身は動物を扱うのが嫌で化学に進んだのに、脳外科からは「手術を見学に来て」と勧められますが、「それだけは勘弁して」と断っています。

血液を流れるがん細胞も検出

医学部の先生といろいろ話し合うと、課題の宝庫です。「こんなことがわからない」「こんなことをやったら面白い」というテーマがいっぱいあります。

大学の工学部はもともと産業を育成するために、発足当時の産業構造に合わせた学科ができたわけです。企業の現場の意見を聞きながら、それを解決するための研究をしてきました。医学部だったら、同じ学内に現場があります。「学内の現場のいろいろな課題を聞いて解決していけば、十分に研究になる」と私はずっと言っています。

がんの診断では画像が重要です。おかげで、がんの早期発見は進みました。しかし、まだ課題があって、画像では一〇〇万個の細胞からなる一ミリぐらいの組織が限界です。「もっと少ないがん細胞も見たい」と思います。

その鍵を握るのが、血液や尿など液体で簡単に診断するリキッドバイオプシーです。これは将来の診断の方向性です。リキッドバイオプシーは二〇一七年のダボス会議で、「出現しつつある新技術」トップ10に選ばれています。

そのターゲットの一つは、血液中に循環しているがん細胞(CTC)です。元のがん組織から細胞が血管の中に入り込んで、別の臓器に移るというのが転移のメカニズムです。CTCを検出するのが、転移の早期診断には必要です。がん組織ができると、栄養や酸素が行き届かずに、がん組織の真ん中付近の細胞は死んでしまうようです。それが近くにある血管のところで壊れると、がん細胞の中身が血管に流れてきます。その中には、DNAもあれば、RNAも、エクソソームも、タンパク質もあります。CTCが生まれてくる原因は、がんのメカニズムそのものにあります。

CTCの中には、がん細胞だけでなく、がんの元になるがん幹細胞も入っていると言われています。産業技術総合研究所の片岡正俊研究グループ長と共同で、プラスチック上に直径一〇〇マイクロメートルくらいの穴二万個くらいを開けて、チップのマイクロチャンバーアレイを作りました。一枚一〇〇円くらいでできます。ここに血液をざーと流すと、穴の底にだけ細胞約一〇〇個が一層に入ります。二万個の穴があるので、いっぺんに二〇〇万個の細胞が集まります。

そこにがん細胞自身を検出する試薬を入れて、蛍光で見ると、二〇〇万個の細胞の中から一個のがん細胞を見つけ出せます。実際に肺がん患者さんの血液をこの方法で調べると、がん細胞のCTCが一〇ミリリットル当たり数十個から一〇〇個くらい見つかります。

転移の場合、一番の問題は、体から組織の小切片を採取するバイオプシー(生検)をやると、患者さんの負担が非常に大きいので、短期間のうちに何回も検査できないことです。しかし血液だと、通院されるたびに採血して、これで測ればよい。今、実際に私たちの研究室の小野島大介特任准教授が、AGC(旭硝子から社名変更)と一緒にこのためのデバイスを作って、医学部で臨床研究を始めています。

さらに、CTCの数だけでは、正確なことがわからないため、がん細胞の中の遺伝子変異も同定していくと、抗がん剤が効くかどうか、転移が起きそうかもわかりますので、患者さんにとって非常にメリットのあるデータが出てくると思います。半導体を基盤にしてナノテクノロジーが突き進んできた先に、安くて高性能な検査法ができたのです。

今までの方法は、性能も悪くて、コストも高く、患者さんの負担になるわけです。珍しい遺伝子を測れないし、主要な遺伝子だけを測って、プレシジョン医療と言いながら、精度が悪かったりします。それが安くなって、精度が高い技術ができて、珍しい遺伝子も測れるし、今まで年に一回しかコストをかけられなかったのが、一〇回できることになります。ナノバイオのおかげで、そういうものがやっと現実になりつつあります。

移植したiPS細胞を追跡

人工多能性幹細胞(iPS細胞)から心筋シートを作って心臓に貼り付けるという治療が、大阪大学医学部附属病院で試みられています。iPS細胞の再生医療では、移植した細胞の追跡が必要です。私たちはそれを作ろうとしています。着目したのは、ナノ材料の中で最も小さい量子ドットです。量子ドットとは数ナノメートルと非常に小さい半導体結晶で、ほぼ全部が表面のような材料です。

量子ドットと言われるぐらい、量子力学の現象が起こる材料です。セレン化カドミウムが最初に作られた有名な例です。これは普通、赤い光を出します。化学の常識では、ある材料を作れば、性質は一義的に決まります。ところが、量子ドットではエネルギー状態が変わってきて、赤だったのがだんだん青色になって色を変えられます。

化合物の蛍光の色を変えるには、物質を変えないといけなかったのですが、量子ドットでは同じ材料で、大きさを変えれば、色が変わってきます。しかも、非常に強力に光ります。また、無機材料なので退色もしません。

無機物質で大きさを変えると、簡単に色が変えられるのは面白いと思って、量子ドットの研究を始めました。しかし、カドミウムを使っているので、毒性がとても高いのです。そこで最近は、カドミウムを含まない形で、材料を作れるようになりました。私たちの研究室の湯川博特任准教授が中心となり、名古屋大学工学部の鳥本司教授と一緒に行っている研究です。

鳥本教授は太陽電池用に量子ドットを作っています。この毒性は従来の一〇〇分の一と非常に低いのです。

一番重要なのは、見える光の波長です。従来の量子ドットはもともとディスプレイ用に作られていたので、当然ながら、私たちの目に見える光です。皮膚は、一〇〇〜一五〇〇ナノメートルの近赤外領域を一番吸収しないのです。ですから、この領域の波長の赤色レーザーを指に当てると、指を通りぬけます。この量子ドットを使えば、外側からも体内が見えやすくなります。

私たちが使う顕微鏡用のカメラは可視光用ですが、暗いところも見える防犯用の赤外線のカメラが開発されてきています。島津製作所が最近、動物実験用に近赤外領域が見えるカメラを作ってくれました。検出するカメラがないから材料を作らない、材料がないからカメラをできないという状況だったのですが、両方がやっとそろいだしました。

いま私たちは島津製作所と一緒に研究しています。物質・材料研究機構（NIMS）の白幡直人准主任研究者や大阪大学の新岡宏彦特任准教授と共同研究もして、体内の細胞の動きが非常にきれいに見えるようになりました。

それから、この量子ドットをiPS細胞に入れたいと考えていたのですが、入れる方法がなかなかなかったのです。最終的に私たちが見つけたのは、とても小さいタンパク質の切れ端のようなペプチドです。アルギニンというアミノ酸が八個連なったものです。これと量子ドットを混ぜるだけで、細胞にきれいに入ってしまいます。

しかも、これで入れると、量子ドットが細胞の核に行かないので安全です。この量子ドットは、田畑泰彦京都大学教授との共同研究で、マウスの幹細胞やヒトのiPS細胞に入れても大丈夫であることがわかりました。幹細胞から分化誘導した細胞にも、この量子ドットが残るので、ずっと追跡できます。

この量子ドットによる細胞ラベル化は、iPS細胞などの幹細胞による再生医療の動物実験で様々に使われ始めています。再生医療を実用化する際には、PMDAから安全性評価が必ず求められます。この方法を使えば、少なくとも動物レベルで安全性の根拠を示せることになります。

基本的には、iPS細胞由来の細胞を体に戻した時、戻したところに定着しているかどうか、ほかのところにいっていないか、をまず最優先で知りたいのです。量子ドットなどは私たちの手にだんだん負えなくなってきたので、村田製作所が合成して、富士フイルム和光純薬から市販を始めてもらいました。量子ドットのよいところは非常に明るいので、注射して一〇秒後に肝臓にいっているなどの様子がリアルタイムに動画で撮れます。長時間、最終的には一カ月たっても見え、特定の臓器からだんだん除去されていくのもわかります。iPS細胞による再生医療を進めるためには、動物実験のレベルでこういうことを調べることが不可欠になると思います。

細菌やエアロゾルも測定

私たちはずっとこれまで、遺伝子やタンパク質、細胞やエクソソームなど、生体分子を研究してきましたが、それだけだと「本当の意味の医療やヘルスケアに結びつかない」という見方もあります。腸内細菌が肺がんの治療薬と密接に関連している、というようなデータが出てきています。

ノーベル賞を受賞された京都大学の本庶佑《ほんじょたすく》教授(現京都大学名誉教授)らが開発した免疫チェックポイント阻害剤のPD‐1抗体薬が、その人の持っている腸内細菌によって効き方が違うという報告もあります。腸の中とはいえ、私たちの細胞の外側になります。腸内細菌や大気中微粒子のPM2・5などの影響も同時に見ないといけないというのが、最近の一つの流れです。そこでトヨタ自動車やAGCと一緒に、PM2・5の測定を共同研究しています。

二〇一八年の世界保健機関(WHO)の発表によると、大気汚染によって世界中で亡くなっている人は年間約七〇〇万人いるそうです。欧米や日本ではそんなに多くはないのですが、世界的には極めて重大な問題です。PM2・5に限ってだけでも、三四五万人が年間亡くなっているとの報告があります。そこでターゲットは、PM2・5をはじめとしたバイオエアロゾルです。ウイルスや細菌、エクソソームも空気中には山ほど漂っています。

エクソソームは、そもそも生物がすべて持っていて、環境中にも出てきます。細菌もエクソソームを出しています。エクソソームとウイルスは大きさも同じくらいで、親戚みたいです。こういう微粒子は、生命が始まった時から地球上の大気中にずっとたくさんありました。それを検知する方法がなかったから、知らなかっただけで、こういう影響も見ないと駄目ではないかということになっています。

私たちは最初、ＰＭ２・５で研究を始めたのですが、もっと小さくて、バイオエアロゾルみたいに、いろいろな生命体とのかかわりがあるところがどうも重要で、しかもほとんどわかっていないのです。内閣府の革新的研究開発推進プログラム（ＩｍＰＡＣＴ）で、私たちが考えたのは、これまでナノバイオの経験があるので、ある構造をうまく作ると、その大きさのところだけのエアロゾルを取り出すことができることです。下流で流れてきたナノ〜マイクロの物質を、今度はマイクロポアで測ってしまおうと考えました。

環境中にあるものは生体中と違って、何が入っているかわからないので、もう少しユニバーサルにいろいろなものを測ろうと、博士課程の大学院生だった矢崎《やさき》啓寿《ひろとし》君が新しい検出方法の電流計測センサーを作ってくれました。

この方法だと、細菌ぐらいの大きさの微粒子から超微量のバイオエアロゾル、がん細胞まで、どんなものでも屋外で測れます。高さ一八センチ、奥行き二一センチ、横幅三五センチ、重さ四キログラム以下で、持ち運び可能な環境測定デバイス、身の回りの安全・安心を見守る微生物センサーです。

要するに測れる範囲を、非常に広げたのです。これで、環境中にたくさんあるいろいろな種類のものを、同時に測れる可能性が出てきました。問題は、どれを分析しても、同じような形状のピークしか出てこなくて、わかっていない時に、どうやって調べるかということで、ＡＩが専門の大阪大学の鷲尾隆教授に、ＩｍＰＡＣＴの共同研究に入っていただきました。

ＡＩを活用して識別能を上げる

その後、鷲尾教授と一緒に、計測システムを作ってきました。基本は私たちが作ったデバイスにまずは、標準として大きさや形状がわかっているものをそれぞれ一〇〇〇個ずつ流して、そのシグナルを全部、機械学習させます。一つのピーク当たり三六の特徴量を機械学習させ、それを六〇種類ぐらいに分類すると、三六×六〇で計二〇〇〇種類以上に区別できます。

実際にサンプルを流した時に、一番答えをうまく出すのを選んでくるという機械学習をさせます。想像できないくらい、きれいに正確に答えを出してきます。むずかしい時でも八割、簡単なものだと一〇〇%の確率で正解を出してきます。

先ほどの検出技術は素晴らしいですけど、識別精度は非常に低いのです。こういう新しくユニバーサルにいろいろなものを検出できるナノテクと機械学習を融合させると、識別能は非常に高くなります。しかも、一〇ミリ秒くらいで識別します。

この方法は、どんな環境でも使えます。今まで電流で測る方法はたくさんありますが、非常に低い電流値なので、研究室の中のノイズのない環境でなければ、測れないのです。ところが、新しい方法は少々ノイズがあっても、室外でも室内でも測れます。今、企業の人と一緒に、もっと小さくして、いつでもどこでも測れるようになるように作っています。

これで大腸菌や枯草菌、黄色ブドウ球菌、連鎖球菌などが測れます。これらの細菌は大きさも形状もほぼ同じですが、機械学習をかけると、九八%以上の精度で見分けます。大気も測れますし、もちろん私たちの血液も測れます。エクソソームも測れるので、ユニバーサルに何でも測れる技術です。

これを用いると薬剤耐性菌やインフルエンザウイルスの型を、非常に精度よく識別できます。新型インフルエンザの大流行(パンデミック)がくる前に、実用化したいと思います。耐性菌やインフルエンザのパンデミックに対し、できる限り早く安く検出する方法は待望されています。

感染症の時には、どのウイルスか細菌にかかっているか、すぐに調べなければなりません。今はあまり調べずに、抗生物質を与えている場合が多く、人類の生存に向けても非常に重要な課題だと思います。呼気などを、できる限り侵襲性のない技術で測れるようにしようと思っています。

今、ImPACTでは、宮田令子プログラムマネージャーの構想に基づき、九州大学の都甲《とこう》潔特別主幹教授のグループと一緒に、代謝物の有機物質を大気中で測定しようとしています。大阪大学の川合知二先生のところで細菌・ウイルス、私たちがバイオエアロゾル、都甲先生のところで大気中の揮発性有機化合物(VOC)を測っています。共通で鷲尾大阪大学教授のAIを使っています。

もうたぶんAIなくしては、こういう環境中の複雑な物質群を測ることはできないでしょう。しかも、できる限り長期間測っているほうが健康状態の悪化を早く見つけるのに重要だと思っています。

IoTの次はIoNTの時代

一〇年、二〇年後の夢は、インターネットであらゆるナノ物質がつながるIoNT(Internet

of Nano Things)です。現在実用化されているIoTの次にIoNTの時代がくると言われています。これは二〇一六年のダボス会議のトップ10の新技術に選ばれています。

インターネットの源流は、一九六〇年代から七〇年代に始まりましたが、当時は大きいコンピュータがつながっていました。その時に伝わる情報量は非常に少なかったのです。パソコンができて、情報量がだんだん増え、スマホになってさらに増えて、IoTに置き換わって、爆発的に情報量が増大しつつあります。センサーの数も、もうすぐ二〇二五年ぐらいには、年間一兆個が世界中で使われるようになります。

今、スマホ一個にセンサーが約三〇個ついているそうですが、年間一兆個になれば、一人当たり年間一五〇個も消費するようになります。そうすると、さらに微細化した微粒子の中にインターネットができるほか、量子ドットが体の中に入ってがん細胞を検出するだけでなく、がん細胞を死滅させることも可能にすることで、がんを診断して治療することができるのではないかと予想されています。

それが実現してくると、今まで言われてきた生体分子のセンサーだけでなく、PM2・5や腸内細菌などの体外の環境と体内の環境、それにコンピュータのサイバーテクノロジーが加わって、本当の意味で生体のヘルスケアになると思います。

基本的には、ナノテクノロジーを使うと、これまであまり考えられなかったものがどんどんできてきます。今までスマホなどで私たちの生活を変えてきたものが、医療や健康の分野でも同じようなことが起きると思います。この変化はあと一〇年で必ず到来するでしょう。

iPS細胞研究の未来

山中伸弥

やまなか・しんや　1962年大阪府生まれ．87年神戸大学医学部卒業．93年大阪市立大学大学院医学研究科博士課程修了後，米国グラッドストーン研究所留学．96年大阪市立大学医学部薬理学教室助手，99年奈良先端科学技術大学院大学遺伝子教育研究センター助教授，2003年同教授．04年京都大学再生医科学研究所教授，10年4月より同大学iPS細胞研究所(CiRA)所長．12年にノーベル生理学・医学賞受賞．

二〇一四年、理化学研究所の髙橋政代先生らのチームによる臨床研究で、世界で初めてｉＰＳ細胞由来の細胞を移植する手術が行われました。これは、ｉＰＳ細胞技術の患者さんへの応用が実際に始まったという、非常に大きな進歩だったと思います。

臨床応用一例目

移植手術を受けた患者さんでは、両眼の視力が加齢黄斑変性によりどんどん低下していて、その視力低下を止めるために血管の造成を抑える薬を眼球内に直接注射するということを定期的に、年に何回も繰り返さないといけない状態だったのです。髙橋先生らのチームはその患者さんの皮膚の細胞からｉＰＳ細胞を、そしてｉＰＳ細胞から網膜色素上皮細胞を作られて、患者さんの片方の眼の、傷んでしまった網膜色素上皮細胞と入れ替えるという手術を行われました。手術したほうの眼は以降、注射は一回もしていませんが、視力は改善こそしていないものの、それ以上進行はしていません。

この移植手術では、腫瘍形成や、拒絶反応といったような重篤な副作用はみられなかったので、一例目としては、とても良好な結果ではなかったかと思います。

ただ同時に、非常に大きな課題も浮き彫りになりました。一例目の移植手術は、患者さん由来の細胞を移植する、いわゆる自家移植だったのですが、時間がかかります。半年から一年ぐらいかかってしまいますので、その間に患者さんの状態がどんどん変わってしまうかもしれません。病気によっては患者さんが亡くなってしまうこともありえます。また、一人の患者さんに何千万円もかかってしまうという費用の問題もありました。これらが、一例目の臨床研究から私たちが学んだことでした。

コラム　iPS細胞　人工多能性幹細胞。induced pluripotent stem cell の頭文字をとってiPS細胞と呼ばれる。名づけたのはこの細胞を開発した山中伸弥教授である。皮膚や血液の細胞などの体細胞に少数の因子を導入・培養することで、体のさまざまな細胞に変化(分化)する能力と、ほぼ無限に増殖する能力をもつ多能性幹細胞が作られる。これをiPS細胞という。

「再生医療用iPS細胞ストック」

時間と費用という大きな課題をどうしたら解決できるかということで、いま私たちが力を入れているのが「再生医療用iPS細胞ストック（以下、「iPS細胞ストック」）」です。これは服でたとえると、オーダーメイドではなくて、既製品をあらかじめ作っておこう、というものです。既製品の服の場合、多くの人に着てもらえるようにいろいろなサイズが揃えられてありますが、それと同じように、iPS細胞も多くの人に使えるようにするためには、免疫のタイプ（HLA型。HLAとはヒト白血球抗原）を合わせる必要があります。HLA型が違うと、移植後に非常に強い拒絶反応が起こってしまうからです。

HLA型というのは何万種類もあるのですが、専門的にHLAホモ接合体と呼ばれる、特殊なHLA型をお持ちの方がまれにいらっしゃいます。一般的に、私たちは父と母から違うHLA型を受け継ぎますが、HLAホモ接合体を持つ方は、両親から同じHLA型を受け継いでいます。HLA型を色でたとえるなら、赤と赤のタイプ（HLAホモ接合体）を持っている方から細胞を作ると、赤と黄、赤と緑、赤と白のように、少なくとも片方が赤のHLA型の人に移植しても大きな拒絶反応を起こしにくいと考えられています。このような、HLAホモ接合体を有するドナーさんを、私の造語ですが、「スーパードナー」と呼んでいます。

私が所長を務める京都大学iPS細胞研究所(CiRA)では、スーパードナーの方から再生医療用のiPS細胞を作っています。二〇一九年三月現在、日本人の約四〇%をカバーできるiPS細胞を作っており、国内に出荷しています。

それにしても、HLA型が合うiPS細胞を揃えるということは非常に大切だと考えています。HLA型がまったく合わないと、iPS細胞由来の細胞を移植する際に相当量の免疫抑制剤を使う必要があります。特に高齢の方に免疫抑制剤をたくさん投与すると、病気そのものはよくなるかもしれないですが、免疫抑制剤の副作用で全身状態がかえって悪くなる可能性もあります。ですので、この「iPS細胞ストック」は大きな意義があると思っています。

ただ、いろいろな課題もあります。多くの人をカバーできるiPS細胞を揃えておこうとすると、何種類か作る必要があります。もし一種類あたりのコストが何千万円もしてしまうと、企業にとっては収益が上がらないので作りにくい。そうなると、一種類だけを用意して、患者さんたちには免疫抑制剤を投与して我慢してもらおう、ということになってしまいます。いろいろなサイズの服を用意しておくのではなくて、一種類で少々合わなくても我慢して着てください、という感じになってしまうかもしれません。

もう一つ、人間に移植する細胞は、厚生労働省が所管する医薬品医療機器総合機構(PMD

A）という審査機関から承認してもらう必要があります。動物で安全性を十分調べることを求められますが、これにも時間とお金がかかります。iPS細胞を何種類か使おうとするときに、それぞれで毎回詳細な動物実験を二年間ぐらいかけてしなさいと言われると、実質上なかなか使えなくなってしまいます。そうなると、やはり一種類のiPS細胞でやろう、患者さんには免疫抑制剤を使ってもらおうということになります。

それだと本末転倒になって、むしろ免疫抑制剤というリスクを患者さんに背負っていただくことになります。それよりもHLA型を合わせた細胞を使うほうが、免疫抑制剤の量や種類を減らせると期待できますので、どうコストを下げて、どうPMDAと話し合いをしていくかということが、最大の課題です。

なお、二〇一七年に髙橋政代先生らのチームが、五人の加齢黄斑変性の患者さんにiPS細胞ストック由来の細胞を移植する手術をされていますが、五例とも免疫抑制剤の全身投与は要らず、眼球内の投与だけで拒絶反応を抑えることができました。ですから、やはりHLA型を合わせるというのは非常に大きな効果があります。もちろん移植細胞は自分由来の細胞ではありませんから、免疫抑制剤をなしでというわけにはなかなかいかないと思うのですが、局所投与であったり、仮に全身投与であっても、量を減らしたり期間を短縮できる効果があると考えています。

私たちはより多くの患者さんに使えるｉＰＳ細胞を構築するため、他の技術と組み合わせた研究も進めています。ゲノム編集技術を応用して、世界中のほとんどの人をカバーできる約一〇種類を、近い将来に作っていきたいと考えています。

また、やはりｉＰＳ細胞の大きな利点は、一人ひとりの細胞から作れるということですので、「マイ（自分の）ｉＰＳ細胞」を今よりも安価に作れるような技術革新を進めていきたいと考えています。二〇二五年頃には一〇〇万円程度で作れるように、という目標を掲げて頑張っています。

新たな治療に向けて

ＣｉＲＡの髙橋淳先生らのチームはパーキンソン病の治療を目指した研究を行ってきました。その成果をもとに、ｉＰＳ細胞技術を用いた世界初のパーキンソン病の治験が二〇一八年八月に京都大学医学部附属病院（以下、京大病院）で開始されました。パーキンソン病は、ドパミン神経細胞が次第に変性して、ドパミンの産生量が減少することにより発症します。今回の治験では、ＣｉＲＡの「ｉＰＳ細胞ストック」から提供されたｉＰＳ細胞をドパミン神経前駆細胞に分化させて、このドパミン神経前駆細胞を患者さんの脳に移植して有効性と安全性を調べます。他家移植ですので、細胞を移植したあとに拒絶反応が起こる可能性があるため、免疫抑制剤を使用します。一人の患者さんあたり、移植後二年間の経過観察を行います。

心不全については、大阪大学でも研究が進んでおり、iPS細胞から作った心筋シートを虚血性心筋症の患者さんの心臓に移植するという臨床研究が了承されています。

また、筋ジストロフィーについては、私たちは武田薬品工業株式会社(以下、武田薬品)との共同研究により、薬の開発と、ゲノム編集を用いた遺伝子治療の二つの応用に向けて、研究を行っています。

このように、難病を含む種々の疾患について、再生医療と創薬という二つのアプローチで研究が進んでいます。

iPS細胞から血液の細胞を作る

赤血球や血小板は、これから需要が増えていくと思います。その原因は、やはりがん。がんの場合、手術にしても化学療法にしても放射線療法にしても、副作用で貧血になったり、血小板が減ってしまって血が止まらなくなったりするなど、輸血が必要な場合が多いのです。今後、高齢社会で、がんになる方も増えていきますから、そうすると輸血の需要も増えていきます。いまは日本赤十字社による献血事業のおかげで、輸血のための血液を何とかまかなえています。しかし日本はさらに少子高齢化が進んでいきますから、輸血が必要な高齢者がどんどん増えていき、献血をしてくれる若者はどんどん減っていきます。残念ながら、誰がどう考えても、献血だけでは十分な血液が供給されなくなることは避け難い状況なのです。献血してくれる若者を増やすのも一つの方法ですけれども、限界があります。

そうすると、それを補う方法が要ります。その中で、iPS細胞は増やせて、さらに、iPS細胞から赤血球や血小板を作る技術はもうできてきていますので、非常に重要な技術だと思っています。

CiRAの江藤浩之先生は、赤血球についても研究されているのですが、血小板の研究もかなり進んでおられて、輸血と同じような血小板パックを実際にもう作っています。ただ、一パックを作るのにかなりの量のiPS細胞を作らなければならず、コスト面でまだ献血の足元にも及びません。しかし、日本は、コストダウンや、大量培養、大量生産というのは得意中の得意ですから、企業と連携することによって、近い将来間違いなく、献血を補うための一つの解決策になっていくと思います。

非常に高コストになってしまう可能性はあるものの、患者さん本人から血小板を作ることもあり得ます。患者さんの中には、繰り返し輸血が必要な方もおられます。HLA型以外にも拒絶反応の原因になる因子があり、そのような因子をもつ特殊な患者さんに対しては、いくらHLA型を合わせても拒絶反応が起きてしまいますので、ご自身の細胞からiPS細胞を作って血小板や赤血球を作るということもあり得ると思います。

iPS細胞を用いたがん治療研究

私たちは武田薬品との共同研究の中で、がん研究にも力を入れています。

免疫療法が、手術、放射線治療、化学療法につづく第四の治療としていま注目を浴びています。免疫療法というのは薬で免疫力を高めるというもので、オプジーボやキイトルーダとか、いま何種類かの薬が出ています。それに加えて、実際にがんを攻撃する免疫細胞を体外で増やして、もしくは体外でちょっと手を加えて加工して、それを患者さんに移植するという免疫細胞療法も、期待されています。

現在は、ほとんどの場合、患者さんご自身の細胞を取り出してそれを増やす、もしくはそれに何か少し遺伝子操作を加える、そして患者さんに戻すという自家移植です。けれども、そうすると先に述べた髙橋政代先生の一例目の自家移植と同じように、時間がかかり、価格が超高額になります。

患者さんから取り出したリンパ球に、がんを特異的に認識する特殊な物質を作らせて、そのリンパ球を体内に戻してがんを攻撃させるという、CAR-T（キメラ抗原受容体発現T細胞）療法というのが注目を浴びて、日本でもいくつか計画されています。しかし、この治療は一億円近くかかります。もし保険適用になったら、国民皆保険制度や高額療養費制度により患者さんの負担は比較的少ないと思うのですが、税金を投入しますから、国家がもたなくなります。

私たちは、「iPS細胞ストック」を用いた他家移植によって、何とか、一人一億円とかではなくて一人一〇〇万円くらいでできるようにしたいと思って研究しています。

いま二人に一人はがんになるといわれています。長生きすれば、がんになってしまうというのは避けられないので、もっと寿命が伸びると、たぶん三人に二人とか、四人に三人というように、がんになる比率が高まっていくでしょう。

難病の創薬

難病は、厚生労働省が指定しているものだけでも三〇〇以上ありまして、指定されていないものも入れると、もっとあります。難病は、はっきりした原因がわからないことが多いです。これまで多くの製薬会社が素晴らしい薬をたくさん開発してきましたが、いままでは原因がわかる、もしくは、標的となるタンパク質やペプチドが同定されて、それをもとに薬を開発するというアプローチが非常に多かったのです。しかし、いったい、どの分子を標的にしたらいいのかわからないという難病もまだ数多くあります。

ところが、例えば、原因がまだわからず、患者さんも少ないため研究が進んでいない神経系の難病の患者さんからiPS細胞を作って、iPS細胞から病気になっている部分である神経細胞を作ると、患者さんの体内で起こっていることと同じことが実験室で再現できます。患者さんの症状をシャーレの中で再現できるのです。お一人の患者さんから細胞をシャーレ何百枚分と作れますから、一枚一枚のシャーレで違う薬の候補物質を試せます。いまはもう何千種類の候補物質を一度に試せるようになっています。

そうすると、原因ははっきりわかっていなくても、症状を抑える物質はないかという薬のスクリーニングができるようになり、特に難病に対しては非常に有効です。しかも、新しい化合物に加えて、ほかの病気ですでに使われている化合物もスクリーニングできます。

こうして、ほかの病気で使われている薬が難病にも効かないかということをiPS細胞を使って試してみると、有効そうなものが出てきました。このようなアプローチを、薬を他の目的や方向で使うという意味で、ドラッグ・リパーパシング、あるいはドラッグ・リポジショニングといいます。

これで薬の候補が見つかると、もうすでに臨床に使われている薬ですので、時間もお金も、かなりの部分を省略できるのです。ですから患者さん由来のiPS細胞で病気を再現して、そして既存薬を試すというのが、何百ある難病の治療法を見つけていく一つのやり方ではないかなと思っています。

その例として、ここで進行性骨化性線維異形成症(FOP)に対する創薬研究を紹介します。FOPは、筋肉やじん帯などの軟部組織に骨組織(異所性骨)ができてしまう難病です。約二〇〇万人に一人という割合で発症し、国内では約八〇人の患者さんがいるとされています。

CiRAの戸口田淳也先生、池谷真先生たちが、FOP患者さん由来のiPS細胞を骨のもととなる軟骨に分化誘導したところ、軟骨ができやすいという患者さんの病態が再現され、FOPのメカニズムの一端を解明することに成功しました。さらには、大量の化合物の中から、異所性骨の形成を抑える効果のある、薬の候補を見つけることができました(次ページの写真参照)。この候補薬であるラパマイシンは、免疫抑制剤としてすでに使われています。この成果

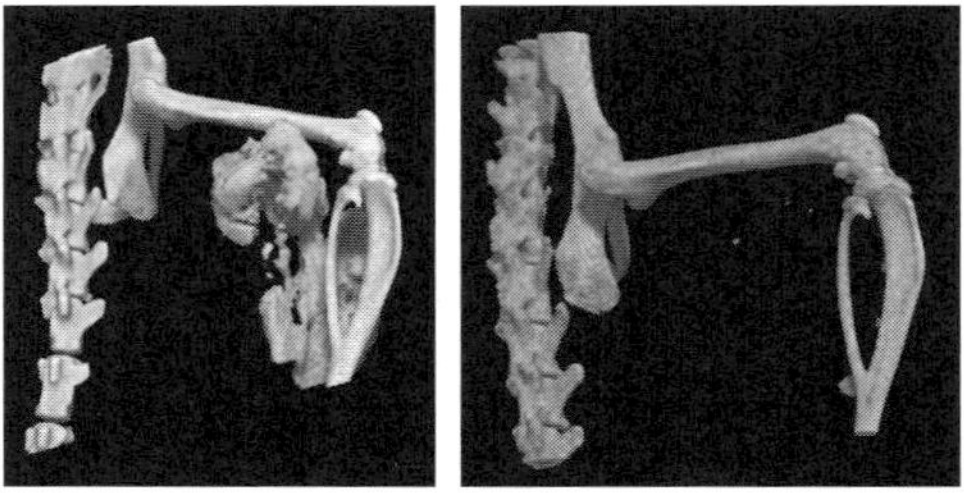

ラパマイシンを投与していないモデルマウスでは異所性骨がみられる(左)が，投与したマウスでは見られない(右)．(出典：Hino, K. et al., *J. Clin. Invest.*(2017))

をもとに、戸口田先生を中心とするグループが、二〇一七年に、FOP患者さん二〇人にラパマイシンを投与する医師主導治験をはじめました。

私たち大学の使命は、これまで製薬企業がなかなか本格的に開発できなかった難病や希少疾患という患者さんの少ない病気の創薬をしっかり行うことだ、と考えています。製薬企業が直接患者さんと接することは少ないと思いますが、大学には附属病院があり、いろいろな難病や希少疾患の患者さんが受診されます。私たち自身は研究所であって、病院ではないですが、徒歩数分のところに京大病院がありますし、私たちの研究所の教員の多くは医師でもあり、京大病院で診療している者も少なくありません。

研究所ではたくさんの患者さん由来のｉＰＳ細胞が使われていますが、普通の実験用の細胞とはまったく意味合いが違います。

私も、研究を始めて長く、いろいろな細胞培養をしてきましたが、細胞を使っていて患者さんの顔が目に浮かんだということはありませんでした。しかし、難病の方や希少疾患の方由来のｉＰＳ細胞は、もとは患者さんの細胞ですし、その患者さんの病気はどんどん進行していくということで、時間との闘いという側面も非常にあります。使っているのは細胞でありながら、場所も研究所でありながら、患者さんのことをいつも意識しながら研究しています。それがｉＰＳ細胞研究です。

私がしてきたほかの研究とはずいぶん意味が違うのを、この一〇年間ずっと感じています。

ＡＬＳ治療への希望

筋萎縮性側索硬化症（ＡＬＳ）は難病の一つで、日本で毎年二〇〇〇人くらいの方が発症していると推定されています。

ＡＬＳは全身の運動神経細胞が衰えて死んでいってしまい、症状が進行すると呼吸さえも困難になってしまう、大変な病気です。運動神経以外の、脳の神経や知覚神経は問題ないので、体の動きが失われても、考えたり感じたりするのは正常ですから、なおのこと、患者さんにとっても周囲のご家族にとってもつらい病気です。最終的には、閉じ込め症候群と言って、意思の表明がまったくできなくなってしまうということも起こり得る病気です。一〇〇年以上前から知られていて、たくさんの方が研究してきました。

ＡＬＳのネズミのモデルがありまして、同じような症状を示します。ネズミのモデルでは非常によく効く薬がたくさん作られたのですが、残念ながら患者さんには効かないということをずっと繰り返してきていました。ＡＬＳに関しては、ネズミのモデルではだめで、人間の細胞などで研究しないとだめだということがわかっているのです。

しかし、人間の運動神経細胞はなかなか手に入りません。患者さんの運動神経細胞はどんどん死んでいっているわけですし、健常な人にお願いして運動神経細胞をくださいと言っても、その先の筋肉が麻痺してしまいますから、もらえません。ほかの病気で亡くなった方の解剖の時に運動神経細胞を採取させてもらうということはあり得るかもしれませんが、運動神経細胞は完全に分化した細胞ですので、まったく増えません。そうすると、使っていくとすぐなくなってしまうので十分な研究はできないというのが、一〇〇年間研究者がＡＬＳに負け続けている最大の原因だと思います。

いまは、ＡＬＳの患者さんから採血をさせていただくとiＰＳ細胞を作ることができます。そして大量に増やすことができます。増やしたあとに運動神経細胞に作りかえることに成功しています。そうすると患者さん由来の運動神経細胞を大量に作れます。しかも、患者さん由来のｉＰＳ細胞から運動神経細胞を作ると、作るやいなや細胞が死んでいくということがわかりました。一方、健常な人由来のｉＰＳ細胞から運動神経細胞を作ると死なないということで、運動神経細胞が死ぬという病態をシャーレの中で速やかに再現できるということがわかりました。そうすると、運動神経細胞をシャーレ何百枚分と作れますから、そこに一個一個違う薬を試せます。

いまＡＬＳに対しては、二種類だけ承認されている薬があります。しかし、これらの薬は患者さんの余命を少し延ばすかもしれないけれども、残念ながら劇的には効かず、根本的な解決にはならないということがわかっています。

ＣｉＲＡの井上治久先生は、ｉＰＳ細胞を用いてＡＬＳの治療を目指した研究を行っています。その中で、ｉＰＳ細胞由来の運動神経細胞に一〇〇〇以上の化合物を試し、すでに慢性骨髄性白血病の治療に使われている薬が、運動神経細胞が死ぬのを抑える効果があることがわかりました。いま、この薬の治験を目指し準備を進めています。また、慶應義塾大学の岡野栄之先生も、同様に、パーキンソン病治療薬として使われている薬が有望であることを突き止め、すでに治験を開始しています。

また、ＡＬＳという同じ病名でも、患者さんの中にはいろいろな病態があることがわかってきました。運動神経細胞が死ぬということは共通ですが、なぜ細胞が死ぬかという原因はさまざまです。iPS細胞を使うことで、ある薬がこの人には効く、この人には効かないということがわかり、この患者さんにはこの薬を使うべきだということが予測できるようになります。

私たちは、ALSについても武田薬品と共同研究をしています。共同研究での仕事は、薬の候補を見つけるところまでですので、そこから先の開発、その薬の代謝がどうなっているかや副作用はないかなどを調べるのは、薬の開発のプロである武田薬品にお願いしています。

アルツハイマー病創薬への応用

井上先生は、もっと患者さんの多いアルツハイマー病についても研究しています。

アルツハイマー病は認知症の大きな原因の一つですが、同じ「アルツハイマー病」という病名がついていても、実はその病態にはいろいろあるということが、iPS細胞から大脳の神経細胞を作ることでわかってきています。薬に対する感受性も全然違う。だから、アルツハイマー病のような患者さんの多い病気でも、iPS細胞を使うことによって、この方にはどの薬を使うべきであるということが予想できる時代が、すぐそこまで来ていると思います。

アルツハイマー病の薬は長年にわたって飲み続ける必要がありますから、もし一〇年飲んで

ある

レビなどで広まった若者言葉。『広辞苑』では「第七版」で新収し
、「俗に、世間一般やある仲間内で、しばしばあったり起きたりす
いう語」として「学校あるある」という用例を付している。しいて
楽部あるあるある」を挙げるなら、私的な文章であっても、なるべく簡
ける言葉は省くという書き方をしようとしてしまうことだろうか。

も効かなかった、他の薬のほうがよかったとなると、患者さんは「もう勘弁してよ」と思うでしょう。半年くらい時間がかかってもいいから、どの薬がベストかを決めてもらって、そのあとそれをずっと飲む。ぜひそういう時代を早く実現させたいと、井上先生も一生懸命頑張っています。

患者さんに合った薬を選択できる時代に、なってきつつあります。それは一見時間がかかりますし、お金もかかると思われるかもしれませんが、効きもしない薬を一〇年飲むことを思えば、まさに急がば回れです。

今後、人生一〇〇年の時代が間違いなく来ると思います。私たちができることは、いかに健康寿命と寿命の差を縮めるか、そして、したいことは自分でできるという期間をできるだけ長くすることです。同じ人生一〇〇年でも、健康寿命が八〇年と九五年では全然違います。

効率的な創薬へ

iPS細胞の医療応用の一つとして創薬への応用をご紹介しましたが、他にも、いろいろな使い方があります。その中で、どんな薬にでも当てはまる使い方が、薬の毒性を予見するということです。薬は肝臓で代謝されますが、肝障害を起こしてしまうものもあります。それらの薬は、どれだけ効果があるものでも、承認されません。研究開発は一〇年、二〇年とかかりますが、治験の、それもたくさんの患者さんで行うフェーズ3(後出で説明)で初めて肝障害が起きるとわかることもあります。そうなると、そこまでのすべての努力、何百億円という開発費が水の泡になるのです。

しかしiPS細胞から人の肝臓の細胞を作ることができますから、もっと早い段階で肝障害が起こらないかを予見する。起きそうであるのなら早い段階でその薬の開発を断念する。もしくは化学的に少し修飾して、肝障害が起こらないように変えられないかという手を早い段階で打つ。そういうことが考えられます。

また肝毒性以外に、不整脈を起こすような心毒性や、神経細胞を傷つけてしまうような神経毒性も予測できます。

これまでは人間の肝臓や心臓、神経の細胞はなかなか大量には手に入らなかったので、動物でテストをしていましたが、動物と人間は感受性も違います。それが、iPS細胞からだとヒトの細胞を大量に作って試験できます。しかも、もう少し技術が進むと、たとえば一〇〇〇人の病歴がはっきりしている人からiPS細胞を作り、そこから肝臓や心臓の細胞を作って開発中の薬を試験することで、何人に肝毒性や心毒性が起こるかといったことを予見できる可能性が非常に高いのです。

いままでは、例えばすばらしい糖尿病の薬が開発されていて、最後の段階で一〇〇〇人の人に治験をしたら、うち二人に肝毒性が出た。そうなると、その候補薬はそこで開発が断念されるケースが多くありました。しかし、九九八人にとってはとてもいい薬です。なぜその二人に肝毒性が起こるのか、誰に起こるのかということが予見できたら、使える薬になるかもしれないのです。

創薬では、最終段階での失敗が繰り返されるため、薬の価格がどんどん上がっていると思います。何百万円もする薬が出てきているのは、製薬会社がその一種類の薬の開発にかけたお金だけではなくて、その過程で失敗した何種類もの候補薬にかかったお金も全部、その一個の成功した薬に上乗せしないと採算がとれないからです。そういう失敗例をどうやって減らすか。成功例を増やすことも非常に大切なのですが、失敗例を減らし、また、開発をやめるのであれば、できるだけ早くやめる。やめるにしても、全部やめるのではなくて、使える人には使う。このようにしていかないとならないのではと思います。

やはり一番時間とお金がかかるのは治験です。治験には、三つのフェーズ(相)があります。最初のフェーズ1は少人数の健常者、次のフェーズ2は比較的少数の患者さん、そしてフェーズ3は数百人から一〇〇〇人ほどの患者さんを対象に行います。それぞれでだめになるケースがありますが、一番痛手なのはフェーズ3でのケースです。先ほども言いましたように一〇〇〇人に治験を行って、初めて、一人とか二人に肝障害とか不整脈といった毒性が現れる。そういうものをいままで通り、これはもうだめだとしてしまうと、これからなかなか新薬が出てこないと思います。そのような場合でも、この人たちには使える、この人たちにさえやめておいたらいい、そういう個別化医療というものを考えていくべきだと思います。

一人ひとりの患者さんが違うのは、当たり前のことです。でも、これまでの医学研究は動物実験がメインで、動物で効果があれば人間に試すという流れがあります。実験用のマウスは極めて均一です。何十回ときょうだいの交配を繰り返すことで遺伝的にほぼ均一にしているのですが、これは、実験結果がばらつくのを抑えるためです。そういう均一な系で実験していると、マインドセットが動物に引っ張られて、ついつい私たち人間も均一だと思ってしまう場合も多いと思うのです。でも実際は、人間は非常に多様ですから、動物と同じようにすべての患者さんに等しく効く薬とか、誰にも副作用がない薬を見つけるのはどんどんむずかしくなっていきます。くりかえしになりますが、これからはやはり患者さんごとにベストな薬を選ぶという考えになっていく必要があると思います。

研究と患者さんの関係

これまで医師と患者さんの関係は、例えば医師が患者さんに「この薬はやめましょう」と言って、患者さんは「わかりました」というような、ある意味一方通行の場合も多かったのではないかと思います。しかし、いま私たちは、患者さんは一人ひとり違うのだという当然のことを改めて学んでいます。これからは、もっと、医師や研究者が患者さんから学ぶことになります。どうしてこの患者さんには効果があるのに、同じ病名の、別の患者さんには効果がないのだろう、どうしてあの人には出なかった副作用がこの人には出てしまうのだろうといったことから、謙虚に学んでいく必要があると思います。

そのあいだを取り持つものの一つが、iPS細胞だと思っています。患者さんでいきなり薬を試すというのはなかなかできませんが、患者さんから血液を少しだけいただくとiPS細胞が作れるわけです。患者さんご自身で薬の効果や副作用を試す前に、一〇〇〇人分、二〇〇〇人分のiPS細胞由来の細胞でまず調べるということが近い将来行われるようになるでしょう。私たちはそうなるように、いま努力しています。

私たちの研究所では、基礎研究であっても最終的には患者さんに貢献したいと思って研究しています。論文を書いて満足するのではなくて、やはり二〇年後、三〇年後には、いまはまったく手も足も出ない病気に対して貢献したい。それが最終目標だと思って研究を行っています。言ってみたら長い長いマラソンです。でもゴールに待っているのは患者さんで、論文ではない。論文は時々中継地点にあるとは思いますが、最終的なゴールには必ず患者さんが待っているということを思い出させてくれ、しかも、一人ひとりの患者さんは違うんだということを、改めて私たちに教えてくれるのが、iPS細胞であります。

なぜ研究者を志したのか

最後になぜ、私が研究者を志したのかを述べたいと思います。それには明確な理由があります。

私はもともと臨床医を目指していて、臨床医というのは本当に素晴らしい仕事でした。毎日来られる患者さんに私たちが行うのは治療のお手伝いで、実際は患者さん自身が闘っておられるわけです。それでも私たちが何かをすることによってよくなる患者さんも、もちろんおられて、そんなとき、自分は医者になって本当によかったな、と思いました。ときには患者さんが亡くなられて非常に悔しいこともありますが、よくなる人は絶対おられますし、毎日、本当にやりがいのある仕事なのです。

でも同時に、どうしても治せない方もたくさんおられて、そういう方はどうしたら治るのかとなると、それに貢献できるのは医学研究です。私は父親を三〇年ほど前にC型肝炎による肝硬変で亡くしましたが、当時はまだ「C型」という名前もついていなくて、「A型でもないB型でもない肝炎」という名前で、治療薬もなかったのです。ところが研究の成果により、いまはもう治る病気になっているのです。いまの医学では治せない病気やケガはたくさんありますし、これからも新しい病気は出てくると思うのですが、医学研究は臨床医とは違う方法で患者さんに貢献できると考えています。

ただ、研究者には、毎日のように実験がうまくいかないという悲しいことが起こります。いいことというのは本当に何カ月か何年かに一回ですから、研究者には我慢が必要です。でも長く頑張ったら、ゴールには患者さんが待っています。

ですから、どちらかというと臨床医というのは、私は短距離型だな、と思います。日々を全力で走って、一人ひとりの患者さんを全力で治療する。

一方で研究者というのは、マラソン走者です。超長距離マラソンといいますか、長い時間をいかに走り続けるかというのが大切です。どこかで頑張って速く走り過ぎると、倒れてしまってゴールにたどりつけないということになりますから。

一〇〇メートル走とマラソンが全然違うのと同じように、医学という点では一緒ですが、臨床医と医学研究者は役割が違います。でも両方ともなくてはならないものです。一〇〇メートル走も感動しますが、マラソンにも感動します。

いまは、特に日本の場合、医学部を卒業して臨床医になる人はたくさんいるのですが、研究者を目指す人が以前に比べて減っています。研究の重要性や醍醐味を、多くの人に知ってほしいと思っています。

研究者の仕事とは、時間をかけることで、一気に何千人、場合によっては何万人という人に貢献できる、そういう仕事なのです。

II

日本の医療システムのゆくえ

社会と共生し，希望を与える医療

齋藤英彦

医学と医療は患者に寄り添う不変の精神と技術革新で、社会に希望を提供することが期待されています。

患者さんの希望は、最初は「私の病気を治してください」です。そこで、いろいろと治療をしますが、治らないことがわかる場合があります。次の希望は、「食欲不振や痛み、不安を取ってください。来年の桜は見られるでしょうか？」です。それも対症療法を尽くしても、最後にはかなえられない場合があります。

すると、「せめて私の気持ち、つらさを理解してほしい」にいきつきます。

この患者の気持ちの経過は万国共通だと思います。私は一九七〇年代に約一〇年、アメリカの大学で血液内科の臨床に携わっていましたが、アメリカの患者でも同じでした。

日本とアメリカの臨床の違いは宗教でした。アメリカ人は、キリスト教やユダヤ教、イスラームなど、さまざまな宗教をある程度信じています。病院の中にも、チャプレンのような聖職者がいる部屋があり、臨終をむかえるときには、そのチャプレンが来て、患者のためにお祈りをすることが行われていました。そういう宗教のよりどころがあると、やはり違います。

臓器移植の普及も欧米と日本では、けた違いに異なります。欧米では、人は死ねば物体だという考え方で、臓器が生きている人の役に立つならば使えばよいのでは、という考えですが、日本人はそうではなく、脳死者からの臓器提供に躊躇します。

日本の心臓移植は成績がよく、例数は少ないのですが、一〇年生存率は九割ぐらいです。しかし、日本人の死生観から、臓器提供が欧米のように飛躍的に増えることはないでしょう。

日本に定着した骨髄バンク

骨髄移植は臓器移植と対照的に、多くの人々の努力が積み重なって、日本で着実に普及してきました。いまや、社会と共生する医療システムになっています。

骨髄移植はまず一九七〇年代の初めに、アメリカのシアトルにいたエドワード・ドナル・トーマス博士が確立しました。日本では、少しあとの一九七〇年代半ばに名古屋大学と金沢大学で始まりました。一九七五年に血縁者間の骨髄移植が行われ、一九八二年には骨髄移植に健康保険が適用されました。その同じ年に、日本で最初の非血縁者間の骨髄移植が名古屋大学で行われました。

そのころから、自分の子どもが白血病になったお母さんたちが子どものため、ヒト白血球抗原（HLA）が適合した骨髄提供者（ドナー）を集めようとして、友だちや知人に呼び掛けて「○○ちゃんを救う会」が全国でできました。

その代表的なのが、いまでも骨髄バンクのボランティアで活躍している橋本明子さん（現日本骨髄バンク理事）が取り組んだ運動でした。橋本さんは一九八〇年代に、名古屋大学にいた私のところに公的バンク設立を国に請願する件で相談に来られたこともあります。橋本さんは息子さんが白血病でした。残念ながら、骨髄移植ができずに亡くなっておられます。

個人の免疫の特徴を示すHLAは、当時すでにわかっていました。きょうだいだと四人に一人が適合しますが、非血縁者間で合うケースは、そうはありません。場合によっては、合うのは一〇〇〇〇人に一人ぐらいです。そのため、最初は特定の人のための骨髄提供の呼び掛けでした。

そのあと、一九八九年に名古屋で東海骨髄バンクという民間のバンクができました。これは不特定の第三者に骨髄を提供する仕組みでした。同時に全国でも同じようなバンクができてきました。

骨髄移植を開発したトーマス博士は、一九九〇年にノーベル生理学・医学賞を受賞しています。翌年の九一年に厚生省（現厚生労働省）の主導で、公的な骨髄移植推進財団（現公益財団法人日本骨髄バンク)が発足しました。

　私が教授をしていた名古屋大学医学部の第一内科は、骨髄移植に先駆的に取り組んでいました。このため、私は当初からシステムづくりに加わりました。骨髄バンクの発足前後に、厚生省の疾病対策課長と一緒に経団連に募金のお願いにいったりして、ずっとかかわり、二〇一八年六月までの六年間は、公益財団法人日本骨髄バンクの理事長を務めました。

　母親と胎児を結ぶさい帯(へその緒)や胎盤に含まれるさい帯血を凍結保存して提供するバンクについては、一九九八年に厚生省のさい帯血バンクの検討会の座長を私が担いました。その検討会の議論を経て、さい帯血バンクができたときに、全国のネットワークを作り、その会長を一九九九年から二〇〇三年まで四年間務めるなど、私自身、造血幹細胞移植のシステムづくりに長く関与してきました。

　日本さい帯血バンクネットワークは、骨髄バンクとは別組織です。さい帯血バンクは、かつては全国に一一ぐらいありましたが、財政難のため、今残っているのは民間の二つと日本赤十字社(日赤)系の四つです。さい帯血バンクネットワークは二〇一四年に終了して、いまは事実上、その事業を日赤が引き継いでいます。

命を救い、人生変えた骨髄移植

骨髄移植の代表例を二つ紹介します。

一人目は大谷貴子さんです。彼女は二七歳で慢性白血病が急性転化(予後の悪い急性白血病に変化)して、当時としては最悪な状態で名古屋大学病院に入院しました。一九八八年一月一一日にお母さんから骨髄を移植しています。

大谷さんには、われわれ名古屋大学の医師団が、むずかしい状況のなかで骨髄移植をしました。しかも、お母さんとHLAが完全には合っていませんでした。いまは免疫抑制法が発達して可能になっていますが、当時はかなりリスクの高い骨髄移植でした。しかし、この移植は成功し、お母さんの骨髄が生着しました。大谷さんはその後、骨髄バンクの設立に関与し、その支援に今も全国を飛び回って活躍しておられます。

ちょうど移植から三〇年目の二〇一八年の一月一一日に、私に電話がかかってきて、お母さんといっしょに「元気にしています」と喜んでおられました。

二人目は骨髄バンクを介した移植例で、遠津直輝《おんづなおき》さんです。一歳で肝芽腫《かんがしゅ》を発症し、化学療法と手術を受けました。多分そのときの化学療法による二次がんとして、一四歳のときに急性骨髄性白血病が発症し、一五歳である一九九九年に名古屋第一日赤病院で非血縁者間の骨髄移植を受けています。

骨髄移植から一九年目の二〇一八年八月三日、ナゴヤドームで開催された中日—巨人戦で始球式に登場したことを、主治医だった小児科医の加藤剛二先生が連絡してくださいました。ここまで元気になったことを示す投球で、インパクトがありました。遠津さんは日赤病院でボランティア活動をされ、患者会で骨髄移植経験者として何度も講演しておられます。

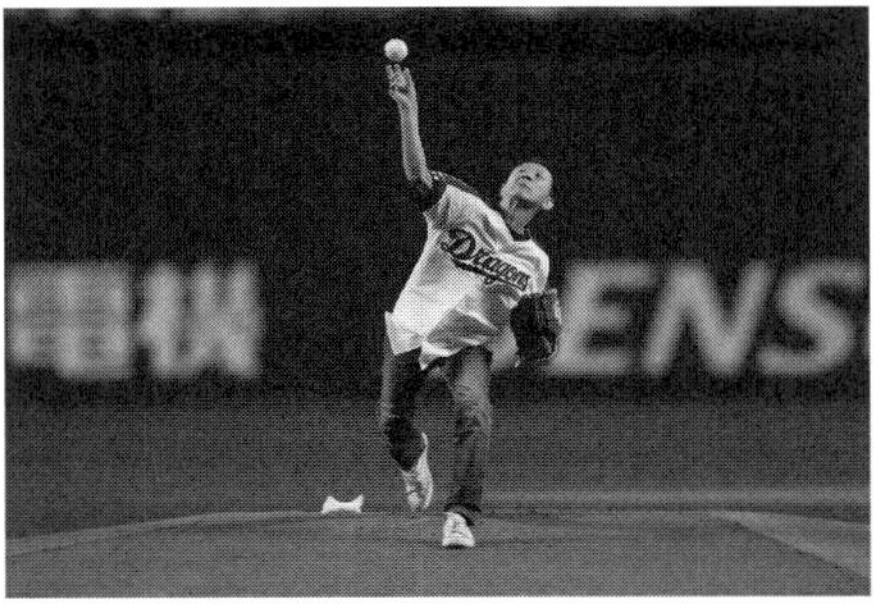
2018年の中日—巨人戦の始球式で投げた遠津直輝さん(©中日ドラゴンズ)

骨髄移植とは、骨髄提供者(ドナー)の造血幹細胞を含む骨髄液を採取して、白血病などの患者(レシピエント)に移植することです。すると、移植された患者はドナーの細胞を拒絶しようとします。一方、移植された骨髄液中のリンパ細胞は患者を攻撃して移植片対宿主病(GVHD)が起きます。免疫抑制剤による、骨髄移植後の拒絶やGVHDの予防が重要です。

骨髄移植というと、骨髄を切り取って移植するようにとらえられがちですが、そうではありません。全身麻酔をして、ドナーの臀部から、骨髄の中に何十回も針を刺して、骨髄液を七〇〇〜一〇〇〇cc取ります。

レシピエントの患者は、放射線や抗がん剤による強力な前処置で、白血病の細胞を可能な限り減らして、かつみずからの免疫システムを破壊しておいて、無菌室内でドナーの骨髄液を点滴で注入します。患者の骨髄細胞は、ゼロに近い状態にしておきます。

たとえると、芝生に雑草が所々に生えている場所に除草剤を徹底的にまけば、雑草だけでなく、芝生もなくなります。骨髄移植は、除草剤を徹底的にまいて全部なくしてしまって、そのあと、隣から芝生を持ってきます。このときは白血球や血小板がほとんどゼロになりますから、患者は感染症を防ぐため、無菌室にいることになります。

造血幹細胞は骨髄にもあるし、さい帯血にもあります。ごく少数、末梢の血液にも流れているのです。造血幹細胞をどこから取ってくるかによって、骨髄移植、さい帯血移植、末梢血幹細胞移植の三種類にわけられます。それから、自分の造血幹細胞を移植する自家移植、他人の造血幹細胞を移植する他家移植があり、そのなかには血縁者間の移植、非血縁者間の移植があります。

五年生存率は、原因疾患と移植する時期にもよりますが、非血縁者間の骨髄移植で五割、さい帯血移植で五割で、その後は下がりません。半分の患者さんが五年で亡くなるわけですから、なおきびしい治療ですが、近年、骨髄移植の成績は以前に比べて着実によくなりました。免疫抑制剤やウイルス感染症の薬が進歩し、同時にその使い方も上手になったのが、成績の向上に寄与しています。

移植にはHLAの適合が必要

骨髄移植の対象疾患は急性白血病や重症再生不良性貧血、骨髄異形成症候群、悪性リンパ腫、多発性骨髄腫、先天性代謝異常症などです。いまや、これら血液の重い病気の患者にとって、命を救う可能性がある治療法の選択肢になっています。患者は毎年、約二三〇〇人が骨髄移植を希望して登録します。このうち、一二〇〇～一三〇〇人が移植に至ります。

造血幹細胞移植には、ドナーとレシピエントのＨＬＡの型を合わせる必要があります。

血縁者間でＨＬＡ適合ドナーが見つからない患者は、約七割います。非血縁者間で適合することは非常にまれということで、社会システムとして骨髄バンク、さい帯血バンクができました。骨髄バンクのドナー登録者は徐々に増えて、四八万人を超えています。

日本人のＨＬＡは似ており、現在は少なくとも日本人の九六％の患者に、ＨＬＡが適合するドナーは見つかります。ところが、いろいろな人種がいるアメリカだと、多分その一〇倍くらい登録者がいないとだめなのです。アメリカの骨髄バンクのドナー登録者は八〇〇万人を超えています。そのため日本では、アメリカよりも骨髄バンクは小規模で機能します。

問題は、骨髄移植にまでたどり着く患者の割合が、適合するドナーの見つかった人の五割にとどまっていることです。理由は、非血縁者間の移植医療はあくまでも、善意で自主的に提供していただくもので、強制はできないからです。

患者が移植を希望する時期に一人でも多くの移植の機会が得られるように、日赤にあるコンピュータでHLAが合うドナー候補を探します。毎年、移植を希望する患者二三〇〇人に対して二万数千人のドナーが適合します。ここから骨髄バンクの仲介業務(コーディネーション)が始まります。

もちろん、ドナー登録のときに、十分に説明して同意を取って、HLAの検査をしておきますが、あとで連絡すると、「仕事が忙しい」「すぐ都合がつかない」といった事情が重なり、HLA適合者が見つかってから移植するまで四カ月ぐらいかかることもあります。その間に、患者の病気が進行して移植のチャンスがなくなったりします。移植率が五割ぐらいにとどまるのは、日本だけでなく、どの国でも同じです。

ドナー候補として登録したときは二〇歳でしたが、その後、結婚して妊娠したとか、赤ちゃんが生まれたばかりで、医学的に提供できない場合もあります。登録者のピークは男女とも四〇代前半です。そのくらいの年齢になると、検査で糖尿や肝機能の異常が見つかります。すると、そうした人たちはドナーから外します。

骨髄バンクはドナーの安全を第一に考えています。ですから、非常にきびしい基準を適用するため、年齢が上がっていくと、登録者から外れていきます。そのため、なるべく二〇代など若いドナーを増やそうとしています。

日本の骨髄バンクは、ドナー本人の同意とともに、成人でも家族の同意を必須としています。これは日本だけの特徴で、海外では家族の同意を条件としていません。家族の同意が得られなければ、提供は止まります。われわれはこの問題をずいぶん議論してきましたが、日本人の人生観や考え方から見て、家族の同意はやむを得ないと思います。

ドナー募集のルートは、九〇％以上が日赤の献血ルームです。献血者のごく一部が骨髄バンクに登録してくれます。現在は日赤の献血者も高齢化しています。もちろん、骨髄バンクとしては、大学の入学式など若者が集まるところにいって、一生懸命、ドナー登録を呼び掛けていますが、若い世代の登録者はまだ十分に増えていません。また、骨髄バンクは登録しても、いつ連絡がくるか、わかりませんから、提供の気持ちを維持していただくことが大事です。このため、年に一回か二回は連絡をしています。

全国で月約一〇〇例の移植を実施

日本の骨髄バンクはドナー登録者が増えて、数としては成熟してきました。しかし、骨髄移植の数は二〇〇九年から、月約一〇〇例、年間一二〇〇〜一三〇〇件で横ばいです。その理由は、さい帯血移植が出てきたのと、ＨＬＡが半分合ったハプロ移植(両親やきょうだいからの移植)の技術が進むことで成績が上がってきたからです。症状が急激に進み、骨髄バンクで四カ月待てない場合は、親子間のハプロ移植に切り替えていきます。

さらに、白血病の新薬が出てきました。昔は移植でしか助からなかった慢性骨髄性白血病は治療薬のグリベックが登場して、移植が必要なくなりました。これも移植数の横ばいの一因になっています。

ＨＬＡが適合したドナーから、必要な患者に移植するまでかかる期間をコーディネーション期間と呼びます。これを短くするのが長年の課題です。骨髄移植の最終ドナーが決まってから、病院で移植できるまで七〇日以上かかります。また、骨髄移植チームのマンパワーは地域差があります。東北や北海道では、血液内科医が少なく、骨髄採取の際の全身麻酔に必要な麻酔科医も少ないのです。

ドナーの骨髄採取の安全性は、常に最優先しています。血縁者間の移植では、ドナーの死亡が日本で一例ありましたが、累計二万二〇〇〇例に達した非血縁者間の骨髄移植では、ドナーの死亡事故は起きていません。血縁者間の場合、きょうだいや親子の間で、肝機能が悪くて少し無理をしても、ドナーになります。だからリスクが高まります。骨髄バンクがかかわる非血縁者間の移植では、「ドナーの安全性は絶対に確保しなければならない」と気を遣っています。

日本骨髄バンクには、いろいろな組織が関与しています。日赤や医療機関、ドナー登録者、厚生労働省、地方自治体、ボランティアなど、それぞれの役割が、二〇一四年に施行された造血幹細胞移植推進法で規定されています。それが全体で社会システムとして機能しているのです。

破産した民間のさい帯血バンクで保管していたさい帯血を横流しする事件が二〇一七年に起きたこともあって、いまは造血幹細胞移植推進法の改正で非血縁者間の移植のために、さい帯血を公的ではない民間バンクが保管することはできません。民間のバンクは経営基盤が恒久的ではないので、成り立たなくなったときに個人情報がどうなるのか、不安はあります。

民間のさい帯血バンクは、ビジネスとしても成り立たないと思います。きょうだいが白血病になる確率は極めてまれなのです。また、たとえ本人が白血病になっても、むしろ他人から造血幹細胞を移植したほうが予後の成績はよく、完全にＨＬＡが合っている一卵性双生児の間の移植よりも、第三者からの移植のほうが、成績は優れていることが報告されています。

骨髄移植は、ある意味で、ＨＬＡが少し違ったほうが免疫が働いて再発をけん制するからです。将来、再生医療に使う道はあるかもしれませんが、現在の造血幹細胞移植では、自分のさい帯血を保存しておく意味は低いのです。

バンクは財源難が課題

ドナーの条件は、骨髄を善意、無償で第三者に提供することを前提にして、年齢一八〜五四歳(登録時)、体重は男性が四五キログラム以上、女性が四〇キログラム以上にしています。五五歳になると、登録がはずれていきます。いまは六〇歳でもドナーになりえますが、非血縁者間の移植では、ドナーの安全面から年齢条件を緩めていません。毎年、ＨＬＡが適合したドナー候補のうち、提供に至るのは五％しかいません。つまり、健康上などの理由により途中で抜けていきます。

このように、骨髄バンクは手間がかかる仕事です。骨髄バンクの職員は約九〇人います。北海道、東北、関東、中部、近畿、中四国、九州に支部があり、各地域ごとのドナーと移植病院の仲介をしています。そのコーディネーター業務やコンピュータ管理などがあります。

移植をする一週間前に、患者は全身に放射線を照射したり、大量の抗がん剤を投与したりします。その前処置を始めると、絶対に移植をしないといけません。後戻りはできません。しかし、ごくまれに、ドナーが交通事故に遭ったり、突然病気になったりします。その場合は、すぐにさい帯血移植に切り替えるか、血縁者でドナーを急きょ探す必要が生じます。骨髄バンクは三六五日二四時間、誰かが対応できるようにしています。

骨髄バンクの年間予算は約一五億円ですが、財政基盤がぜい弱なのが悩みです。大まかに言って、健康保険から四割強、国庫補助金が三割出ますが、あとは患者負担金(一人当たり約一五万円)と寄付で賄っています。毎年、寄付を一億三〇〇〇万円集める必要があり、寄付は大口よりも、薄く広く小まめに集めています。安定収入の確保が、長年の課題になっています。

国庫補助金は毎年、予算で決まるので、不安定です。結果的に骨髄移植につながらなくても、職員は作業をしていますから、経費はかかります。財政難で、泣く泣く職員のボーナスのカットまでしたこともあります。財政的に余裕がありませんから、設立以来、理事長ら役員は無給で務めています。

ドナーは数日から一週間、病院の個室に入院します。その分の費用は公的な健康保険ではカバーされませんから、移植を受ける患者さんに負担をお願いしています。ドナーに報酬を払うことはありません。ただドナーには企業が有給休暇を出すよう、経団連に依頼しており、骨髄バンクのドナーになると有給休暇になるケースが増えています。

骨髄バンクなどは社会システムとして確立していますが、まだ整備しなければならない問題はあります。いま問題なのは、非正規で働く人が増えていることです。彼らには有給休暇が適用されないので、登録してあってもドナーになることをやめる一因になっています。

骨髄バンクは可能な限り、患者側の負担を減らしたいと考えています。患者やドナーの知識をどのように、臨床やシステムに生かしていくかを常に考えながら、進めています。彼らの体験や経験を聞いて改善に努めています。例えば、移植医療は原則として、移植を受ける患者さんとドナーは互いに誰かを知らないようなシステムにしています。直接交渉して金銭的なやり取りがあることを避けるためです。

その代わり、二回までは、患者さんがドナーにお礼の手紙を書けるようにしています。そのお礼の手紙は全部、匿名にして、骨髄バンクが渡しています。移植を受けた患者さんからの手紙を受け取ると、ドナーは「一人の人間を助けた」と実感して喜んでくださいます。

珍しいHLAは国内で見つからない場合もあり、骨髄提供は国境も越えます。アメリカや韓国など外国の骨髄バンクとの提携も進展しています。これまで、二五〇〇例以上、日本のドナーから骨髄を提供し、外国から二〇〇例近い骨髄を受領して移植を実施しています。

再生医療の基盤づくりに協力

私は日本医療研究開発機構(AMED)の再生医療実現プロジェクトのプログラムディレクター(PD)をしています。

京都大学iPS細胞研究所(CiRA)の再生医療用iPS細胞ストック(山中伸弥氏の論文を参照)を作るには、HLAのホモ接合体(免疫拒絶反応が起こりにくいと考えられるHLAを持っている人)を見つけるため、何万人も検査する必要がありました。その検査だけで何十億円もかかります。それで、すでにわかっているドナーに協力を依頼できないか、ということになりました。

山中伸弥京都大学教授らが考えたことは二つあって、まず日赤の血小板輸血のためのドナーで、日赤の大阪支部が協力しました。それだけでは足りないので、骨髄バンクに話がありました。そのときは私が骨髄バンク理事長で、厚生労働省の造血幹細胞移植委員会の委員長もしていました。

再生医療用iPS細胞ストックづくりはドナー登録の目的外使用になるので、骨髄バンクの登録者のデータを渡すことは行いませんでした。次善の策として、日本骨髄バンクの倫理委員会や理事会、厚生労働省の造血幹細胞移植委員会の了承を得て、一度ドナーとして提供した人、約二万人に再生医療用iPS細胞ストック事業への協力を呼び掛けました。

こうして改めて同意を得た人から、京大iPS細胞研究所は血液を採取してHLAを調べています。HLAでも日本人で頻度の高い、上から五番目ぐらいは割と見つかります。しかし、上から一〇番目から二〇番目あたりになると、何万人に一人となって、そう簡単にはいきません。このiPS細胞ストック事業の仕組みは、さい帯血バンクによく似ており、過去の経験が役立ちました。

骨髄移植やさい帯血移植は、再生医療のフロントランナーです。いままで、日本だけで合わせて三万例以上行っており、経験もたくさんあります。例外的に成功している再生医療だと思います。さい帯血移植は日本が世界で一番多く、これまで約一万六〇〇〇例移植され、世界の移植数の半分を占めています。骨髄移植は世界で三番目くらいです。

同じようなことがほかの臓器の再生医療でもできるかというと、むずかしいと思います。まず、心臓でも肝臓でも、幹細胞が造血幹細胞ほどわかっていないのです。造血幹細胞の場合は、赤血球や白血球に分化する過程や、どういうサイトカインやホルモンが関係するか、非常によくわかっています。

それから、骨髄移植でもさい帯血移植でも、腕から点滴で注入するだけで、一〇万個のうち一個くらいの造血幹細胞が体を回って骨髄にいって生着します。これを、自分の家を探すという意味でホーミングと言っています。つまり移植術そのものが簡単なわけです。

三つめとして、いま人工多能性幹細胞(iPS細胞)でも胚性幹細胞(ES細胞)でも、比較的成熟した心筋や肝臓を作って、再生医療に使っています。しかし、腫瘍になるのを心配して、心筋幹細胞を含む未分化な幹細胞は除外しています。そのために、移植したiPS細胞由来の成熟した心筋細胞の寿命がつきると、新しい細胞は供給されないので、恐らく、半年後にはなくなってしまいます。

臓器の再生医療は、輸血とも考えることができます。輸血は寿命がありますから、それと一緒です。幹細胞があるかないかは、決定的な違いです。大谷貴子さんへの骨髄移植では、三〇年前に入れたお母さんの造血幹細胞が、いまだに彼女の赤血球や白血球を作っているわけです。

新しい医療に倫理や安全は必要

再生医療を進める場合、新しい医療なので、生命倫理とか安全性は確保していく必要があります。日本は、二〇一四年に施行された再生医療等安全性確保法(再生医療新法)で期限付きの承認ができるようになっているので、規制面で割と早く臨床までいけるようになっています。

再生医療を推進するには、一般の人々の受け入れや支持も欠かせません。大事なのはマスメディアの役割です。再生医療の情報を社会に伝えるうえで、なくてはならないものです。過剰な期待や、逆に的外れな批判が増えると、発展を阻害することになりかねません。なかなかむずかしい問題です。

再生医療のなかでも、複数の細胞からなる肝臓や腎臓を作るのは、いまの技術では困難です。唯一最近可能になったのは、動物の体を使って、人の臓器を作る技術が開発されたことです。中内啓光《ひろみつ》スタンフォード大学教授(東大医科学研究所特任教授)らが世界のトップグループの一人です。

中内教授らは二〇一八年二月の英科学誌『ネイチャー』に、ラットの体の中にマウスの膵臓を作ったことを発表しています。そのやり方は胚盤胞補完法です。ラットの胚盤ができたごく初期に、マウスのｉＰＳ細胞を入れます。そのときに、ラットの膵臓ができないように遺伝子をつぶしたラットを使うと、ラットの体内にマウスの膵臓ができます。その膵臓を取り出して、マウスの糖尿病のモデルに移植すると、一年間にわたり、血糖を正常の範囲にコントロールできたのです。

それをどのようにヒトに応用するかとなると、例えばブタの体の中でヒトの膵臓を作って、それをヒトに移植することは将来は可能かもしれません。ところが、この技術はむずかしい面もあって、ｉＰＳ細胞を入れて、膵臓になるが、たまたまブタの頭のほうにヒトの細胞がいって、脳の一部になるとか、精子や卵子になったら大変です。それをそれぞれ防ぐ技術も研究されていますが、「そこまでやってよいのか」という生命倫理との兼ね合いがあります。

再生医療は、ｉＰＳ細胞やＥＳ細胞のような多能性幹細胞を使う場合と、体内に存在する体性幹細胞を使う場合に大別されます。いま国内外で行われている軟骨や皮膚などの再生医療は、体性幹細胞によるものです。骨髄移植やさい帯血移植も、体性幹細胞を使った再生医療です。

欧米はＥＳ細胞が先行しています。日本は、日本発ということで、山中伸弥教授らが作り出したｉＰＳ細胞を推進しており、日本が臨床研究で先頭を走っています。ただ、日本でもＥＳ細胞をやらないといけません。また、安全面で使いやすい体性幹細胞の再生医療を推進しなくてはならないと思っています。臨床応用が先行する体性幹細胞、ES細胞、iPS細胞の三つの研究をバランスよく進めていく必要があります。

iPS細胞やES細胞の臨床応用は、アカデミアの研究ではよいのですが、ビジネスにしようとすると、特許の知的財産権に縛られます。その点もわれわれは苦労し始めています。骨髄バンクは知的財産では問題がなかったです。一九七〇年代や八〇年代は、研究で特許を取ろうとする人はあまりいませんでした。

骨髄バンクは「医の希望」を体現しています。社会システムとして、患者さんやドナー登録者、医師、ボランティア、日赤、行政、保健所など、みんなが協力して作り、育ててきました。テレビなどには公共コマーシャルを流しています。ドナーになったことがある俳優の木下ほうかさんが出演したコマーシャルは話題になりました。

遍歴の末にシステムづくり

振り返れば、私は特段の動機がなく、名古屋大学医学部に入って内科に進みました。名古屋大学は昔から血液を盛んに研究していたので、血液内科医になりました。卒業後は大学紛争のころで、アメリカに留学したとき、「日本に帰っても仕事がない。アメリカに永住しよう」と思って、新しい血液凝固因子を見つけるなど、血液内科の臨床と研究に携わりました。アメリカに住むことを考えましたが、その後、佐賀医科大学、そして名古屋大学医学部の第一内科の教授となり、名古屋に戻りました。

血液内科において、私は研究面では血液凝固が専門でしたが、名古屋大学に帰ってくると、骨髄移植に熱心な若い人たちがいたので、彼らをサポートするため、造血幹細胞移植のいろいろな社会システムづくりに当初からかかわりました。

そして約三〇年間、患者さんたち、および全国のボランティアたちと苦労を重ねました。日本の骨髄バンク、さい帯血バンクが人々の善意に支えられてここまで育ち、多くの患者さんの命を助けてきたことに感慨を覚えます。

多世代共生社会に地域包括ケアシステムを役立てる

田中　滋

たなか・しげる　1948年東京生まれ，71年慶應義塾大学商学部卒業，同大学院商学研究科修士課程修了，77年米ノースウエスタン大学経営大学院修士課程修了，80年慶應義塾大学大学院商学研究科博士課程単位取得退学，慶應義塾大学助手，助教授を経て93～2014年大学院経営管理研究科教授．定年後も名誉教授として同研究科ヘルスケアマネジメント・イノベーション寄付講座で研究，教育．18年埼玉県立大学理事長．医療介護総合確保促進会議座長，社会保障審議会委員（介護給付費分科会長，福祉部会長，医療部会長代理），全国健康保険協会（協会けんぽ）運営委員長，地域包括ケア研究会座長などを務める．

医療経済学

初めに少し「医療経済学」について語ることにします。経済学のコアは、他の科学と同様、分析・考察方法の体系です。一方、医療は、医学や経済学を始めさまざまな学問が、研究およびその成果の実施を図る〝フィールド〟にあたります。経済学の方法論を金融にあてはめれば金融経済学、貿易に用いれば国際経済学、労働分野に使えば労働経済学と名づけられています。ツールを使う対象分野によって、○○経済学なる言葉が成立すると理解すればよいでしょう。

逆に、医療○○学という名称についても述べておきます。自然科学であれ、社会科学であれ、医療などのフィールドを研究対象としてとりあげることが可能です。社会科学分野の分析ツールの例としては、経済学、社会学、経営学、政治学等々が存在します。つまり、医療経済学、医療社会学、医療経営学、医療政治学等々が成り立つわけです。

医療経済学は英語ではヘルスエコノミクスと呼ばれます。ヘルスケアには、診療のみならず、看護・介護やリハビリテーション、予防活動と健康行動、それらすべての社会的背景なども含みます。医療経済学分野は、大別して、①新しい医薬技術や医薬品が利用費用に対して経済的にどのような効果を生むかを調べるコスト・ベネフィット(費用対効果)分析などを行う研究、②患者や医師を始め人、ないし病院などの組織の行動に焦点を当てる研究、③国全体の政策・制度をメインターゲットとする研究などにわけられます。

医療への関心

この世にはさまざまな財やサービスが存在します。その中に公共財と呼ばれているグループがあります。治山治水、外交や国防などが典型です。ひとたび堤防ができあがったら、費用負担の有無によらず流域に住む全員の役に立つ一方、費用を支払わない人を洪水防止などの恩恵から個別に排除することは技術的にできません。従って、その費用は税金などを原資とする政府財政を通じてしか賄えません。

これに対し、支払う意欲をもつ人だけが使えて、払わない人を——倫理観は別として——排除できる財を私的財と呼びます。しかし、場合によっては、私的財を公費で負担する制度をつくる体制も可能です。

例えば、古代ローマ帝国では、「(比ゆ的表現でしょうが)サーカスとパン」を皇帝など支配階層が無料で提供し、ローマ市民の人気を集めたと言われています。本当だとすれば、みなが合意すれば、あるいは為政者がそう決めれば、そして財源調達が可能なら私的財を無料で配る政策も作りえる例と言えるでしょう。

公共財かどうかは決め事ではなく、（専門用語では非排除性、非競合性、外部性と呼ばれる）消費過程の技術的性質により決まります。ところが、私的財をどう配分するかは、社会の決め事に依存します。昔も今も、ほとんどの財サービスは私的財に含まれます。着る物や食べる物は、普通の家庭では、盗むとか施しを受けるなどは例外として、自助、すなわち「自分で買うか作るか見つけるか」しかありません。

これに対し、一九世紀末から二〇世紀、経済的先進国では、社会連帯を制度化した共助の仕組みにより、私的財の利用費用を一定程度にせよ助け合う体制が作られ始めました。近代的な社会保障制度です。これは、それまでの主に支配層の〝お情け〟に基づく公助や、地縁・血縁・同業などの仲間がインフォーマルに助け合う互助とはまったく性質が異なります。

共助、すなわち社会保障制度の対象となった最初の例は医療です（他は労災と年金）。公的医療保険制度は一九世紀末のドイツ帝国首相のビスマルクによる政策選択に始まり、日本では一九六一年からほぼ全住民がカバーされる体制ができました。それ以前は、医療は代金を払える人しか受けられませんでした。今ではほとんどの日本居住者が皆保険体制の恩恵を受けています。そのためには、被保険者として保険料を納めなければなりません。なお二〇〇〇年には、共助の対象に介護サービスが加わりました。

このように、時代環境の要請により、私的財の社会的な位置づけを変え、社会連帯の仕組みによって費用保障がなされるようになった政策の過程はとても面白いと感じ、大学三年生の時に勉強を始めました。教育、医療、介護、保育など、歴史上のどこかの時点で、社会の合意により、費用負担が自助から公助や共助に移る財が存在します。逆もあり得るかもしれません。「その際にいかなる合意形成や政治的プロセスが必要だったか」について興味を持ち、労働経済学のゼミ所属だったのですが、寛大な恩師のおかげで一九六〇年代末に卒業研究の対象を医療に決めました。

当時、経済学者の中で医療に取り組んでいた人たちはまだ少数でした。なお私たちの前の世代には、ケネス・アロー米国スタンフォード大学教授や、宇沢弘文東京大学教授、江見康一一橋大学教授、市川洋筑波大学教授を始め先駆者たちがおられました。詳しくは「随想・医療経済学の先達」『医療経済学会10周年記念誌』(二〇一六年六月)をご覧下さい。

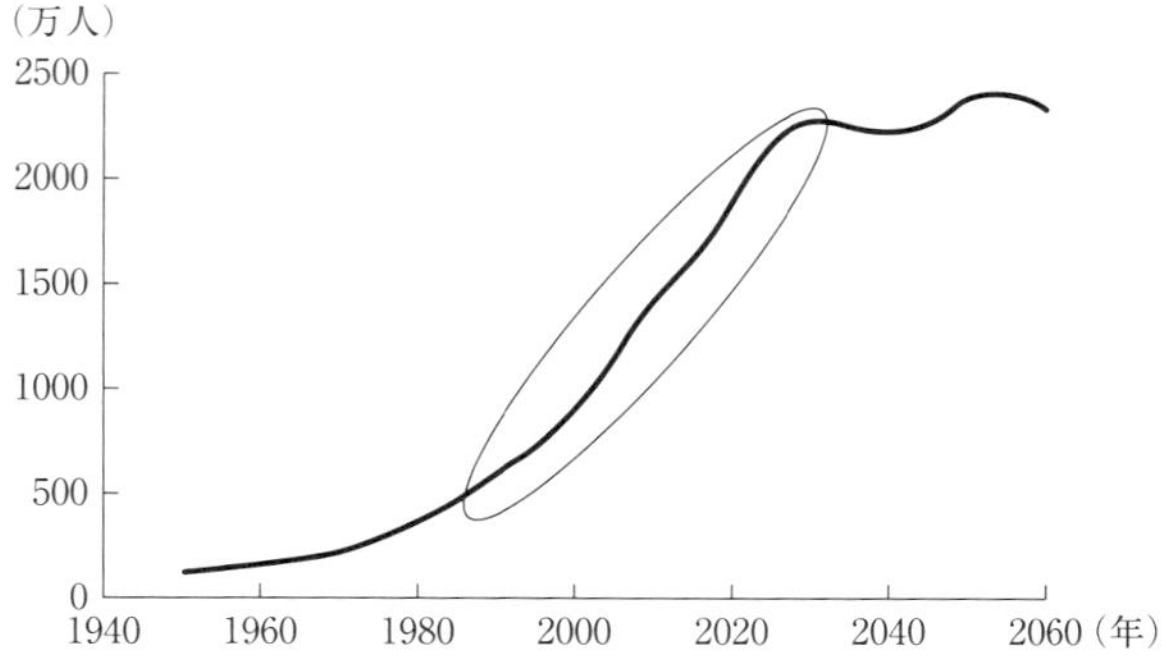

出典：国立社会保障・人口問題研究所のデータより筆者作成

図1　75歳以上の人口推移と予測

高齢化の長期趨勢

ところで、周知のとおり、日本はこの三〇年間いわゆる〝後期高齢者〟の急増を経験してきました。七五歳以上人口は一九八七年に初めて五〇〇万人を超え、二〇一八年にはほぼ一八〇〇万人と、三・六倍になりました。ただしこの趨勢は、団塊世代が七五歳を超える時期である二〇二二年から二〇二四年がさしあたり最後の急坂で、七五歳以上が二二八八万人に達すると推計されている二〇三〇年以降、後期高齢者数の伸びは、いったん止まります（図1）。

次は、一九七〇年ごろに生まれた団塊ジュニア世代が七五歳を超える二〇四五年以降にまた少し増えますが、一〇年間で二三〇万人増にすぎず、その後は絶対数が減っていきます。

こうした見通しを踏まえ、医療保険と介護保険、医療サービスと介護サービス、何より地域包括ケアシステムを活用して、二〇四〇年までの時期を乗り切らなくてはなりません。

介護保険制度を通ずる準市場の設計

先で指摘した必要な仕組みのうち、要介護状態となった方が必要とする、各種介護サービスの費用保障にかかわる制度設計は、日本ではすでに一応確立されています。保険者と被保険者はそれぞれ誰か、保険料と公費財源の決定方法、要介護認定とそれに基づく区分支給限度基準額、事業者種別と参入規制、サービス利用時の利用者一部負担率と補足給付、居宅サービスにかかわるケアマネジメントとそれを担う居宅介護支援専門員(ケアマネジャー)、さらに介護報酬と各種基準等々のいずれも、二〇〇〇年四月に開始された介護保険制度のために事前に骨格が定められ、今も機能しています。

介護保険発足に至るまでには制度・政策の議論が重ねられました。医療保険給付だけでは高齢社会は乗り切れないこと、介護ニーズは医療ニーズとは性質が違うことなどが、一九九〇年代後半に関係者に徐々に理解されていったのです。

サービス利用にかかわる費用保障をめぐる方策については、九〇年代半ばまでに、公的年金保険の付加給付がよいか、医療保険制度からの付加給付がよいか、民間保険強制加入方式か、北欧のような公費財源か、はたまた独立の公的介護保険設立かなど、いくつかの選択肢が検討された結果、独立制度を作ると決められました。

いずれにせよ介護費用の保障は、バブル経済崩壊後の不況のさなかに新しい保険料負担を住民や雇用主に広く求めるものでした。にもかかわらず、他の政策、例えば二〇〇八年の高齢者医療制度発足時に比べ、広く歓迎されたスタートを切ることができました。主たる理由は、①充たされない介護ニーズの大きさが社会問題として捉えられるようになった時代環境、②サブシステム設計、サブ・サブシステム設計にあたり、可能な限り関係者を巻き込んだ議論を積み重ねて行ったこと、③制度発足にいたるまで、事前に自治体などによる住民への説明が各地で丁寧になされたことだと考えています。

保険制度の設立により、介護サービスは、それ以前の措置時代と異なり、「準市場」に変わったわけです。何より、利用者が事業者を選んでよくなった変化が基本です。事業者は顧客に選ばれ続けなければ存続できません。しかし、価格が公定で、かつ価格の一割(所得水準により一部の人は二割ないし三割)を負担するだけである点が普通の市場とは違います。また、事業者の市場参入規制はかつてよりかなり緩くなったとはいえ、さまざまな制限が存在します。つまり市場経済的な選択および淘汰《とうた》と規制が組み合わされた準市場と表せます。

地域包括ケア研究会の始まりから「五輪の花図」まで

医療保険に加え介護保険が機能し、両方のサービスの連携が取れたとしても、まだ高齢社会を乗り切る手段としては不足します。介護保険の中核機能は、「不幸にして要介護状態になった方たちを支える仕組み」です。高齢者全員が要介護者になるわけではありません。二〇一七年の数値を見ると、六五歳以上は三五〇〇万人を超えていますが、要介護・要支援認定者数は六三〇万人でした。

高齢者は、医療サービスと介護サービスを利用するだけで生きているのではありません。何より安定した住まい方を確保できる住むところがあり、好きなところや買い物に出かけ、同居していてもいなくとも子どもや孫と時間を共にし、友と付き合い、ペットや花の世話をする……つまり生活が基本でしょう。

加えて、二〇〇三年に当時の中村秀一厚生労働省老健局長が立ち上げた「高齢者介護研究会」(堀田力座長)がまとめた『二〇一五年の高齢者介護~高齢者の尊厳を支えるケアの確立に向けて~』報告書などを始めとする種々の検討を通じ、「医療保険と介護保険が給付対象とするサービスや物品だけでは高齢者の生活を支える要素としては不十分である」との理解が関係者に広まっていきました。

そうした理解の普及を元に、二〇〇八年には当時の宮島俊彦老健局長の肝いりにより、老健事業を使った「地域包括ケア研究会」がスタートしました。研究のターゲットイヤーは二〇二五年に定められました。

研究会の最初の報告書ではごく控えめに次のような問いかけを行っています。

●地域包括ケアシステムは、「ニーズに応じた住宅が提供されることを基本とした上で、生活上の安全・安心・健康を確保するために、医療や介護のみならず、福祉サービスを含めた様々な生活支援サービスが日常生活の場(日常生活圏域)で適切に提供できるような地域での体制」と定義してはどうか。

●その際、地域包括ケア圏域については、「緊急時に三〇分以内に駆けつけられる圏域」を理想的な圏域として定義し、具体的には、町内会圏域から、小学校区・中学校区を想定することとしてはどうか。

先を文学的表現で書き換えるなら、「誰もが、望むなら、住み慣れた地域で安心して人生の最後まで暮らし続けることができる仕組み」と表せるでしょう(専門家にしか通じず、住民にはあまねく知られるはずもない表現によると「在宅限界点の引き上げ」となります)。そのための要素は多数考えられるものの、医療と介護に加え、予防、生活支援、住まいの五つが特に重要と研究会では合意に達しました。「五輪の花図」と呼ばれた、五つの輪が重なり合う図柄は、今となってみると単純すぎる絵とも思えますが、最初の研究会報告書で最初にこの五輪の花図を世の中に訴えたところ、当時としては役割があったらしく、厚生労働省のみならず、多くの自治体にもこの図柄を使っていただきました。

立体的な植木鉢図へ

地域包括ケアシステムの中核は「連続的で切れ目のない機能の統合」に他なりません(continuous, seamless, and integrated)。研究会の中軸メンバーである筒井孝子兵庫県立大学教授からは、Community Based Integrated Care System と表せば、各国共通のコンセプトとして使えると教わりました。

二〇一三年に至る、現実と研究双方の進化を踏まえ、研究会は二〇一四年三月に新たな図柄を発表しました。この新しい図は植木鉢図と呼ばれるようになりました。植木鉢図の意義の第一は立体化です。まず、医療・看護、介護・リハビリテーション、そして保健・予防という三種のプロフェッショナルサービスを瑞々しい若葉によって表しました。いずれも資格職が担当し、果たす機能に対しては報酬を受けられる仕事と捉えられます。

ただし「生きる」とは、訓練を受けた専門職の支援を受ける専門的なサービスだけで成り立つわけではありません。生活、すなわち暮らしの基礎は、金銭面も含めた自助が基礎となります。さらに、先述のように、家族や友人との語らいや笑い、散歩、可能なら世間に対する何等かの貢献・役立ち(互助)、娯楽などが生活の目的と考えることに異論は少ないでしょう。生活はできれば豊かであって欲しいとの気持ちを込めて、豊かな土壌で表しました。また生活は住まいがしっかりしていなければ保てません。住まいに加え、住まい方も大切と言えます。住まいと住まい方は植木鉢で示しました。

この立体化図の中で、五輪の花図にはなかった革新部分として、もっとも世間から褒められた点は、鉢の下に皿を置いた工夫でした。「本人・家族の選択」と書かれています。当初は覚悟という言葉を使ってみたところ、覚悟はやや強すぎるかとの反応も見られたので、差し当たりは「選択」に落ち着きました。

自分が今後どう生きるか。もし配偶者が先に亡くなったらどう生きるかを、毎年ローリングプランでもよいから考えておくことを「選択」という言葉で表しています。自分の子どもや孫との距離感をどうするか、友人や近隣との関係をどう再構築するかも考えておく、いわば心構えを持つ必要性です。もし皿が貧弱なまま、つまり覚悟と準備が乏しいまま、数が多い団塊の世代の多くが誰かのお世話になる社会にしてしまったら、それこそ次の世代以降の迷惑となってしまいます。団塊の世代人口は実に八〇〇万人を超えています。もし団塊の世代が、自助が弱く、かつ自分たち同士の互助の仕組みを築かないまま年を取ったら、将来世代に申し訳ないとの自戒を込めてこの皿を描きました。

なお、植木鉢は一つの世帯を表しています。人口五万人の町なら、植木鉢が二万個か三万個あるとの想像を持って考えて下さい。なかには欠けた植木鉢もあり、土が豊かな植木鉢もあり、土がほとんどなくなっている植木鉢も存在するかもしれません。プロフェッショナルサービスにまだあまり頼っていない家も、やむを得ずたくさん使っている家も混ざっているでしょう。「幸せに人生を卒業すると最後に美しい花が咲いて終わる」がここでの文学的表現です。美しい花が咲いて終わる人もいるし、全部が枯れて亡くなる人もありえます。植木鉢は地域全体の絵ではなく、単身を含むそれぞれの家族を象徴しています。

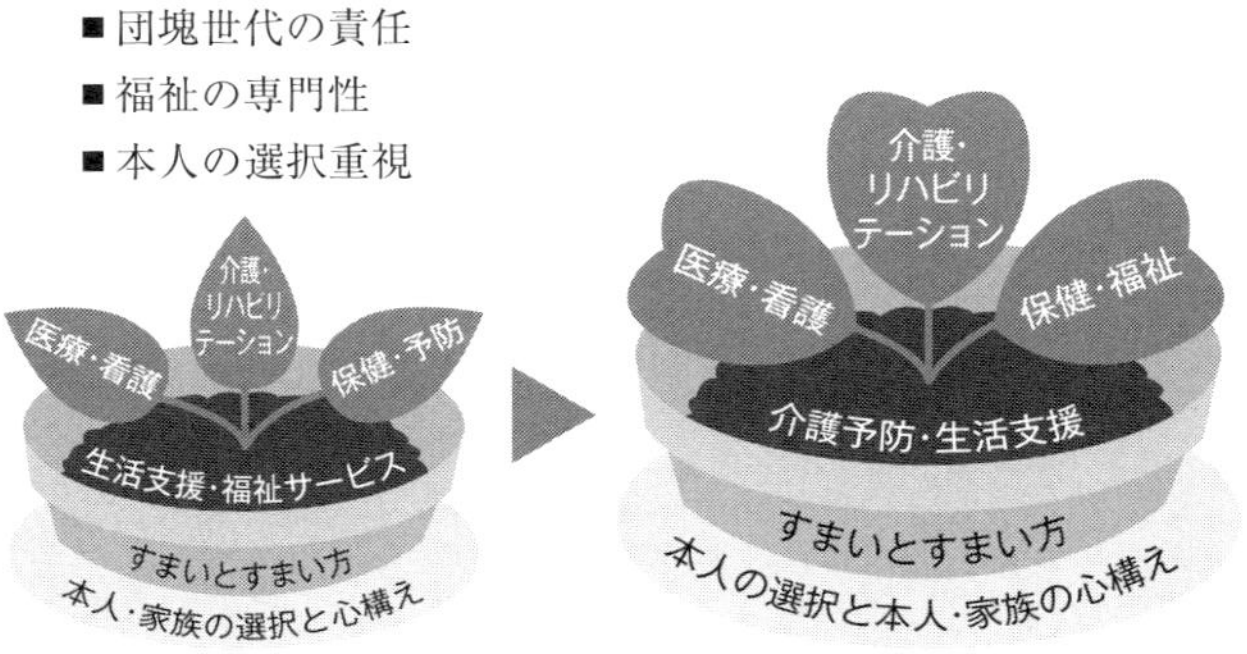

出典：地域包括ケア研究会報告書「地域包括ケアシステムと地域マネジメント」(三菱 UFJ リサーチ＆コンサルティング，2016 年 3 月)

図 2　地域包括ケアシステム Ver. 4 の新「植木鉢」図(2015)

新たな植木鉢図

二〇一五年の研究会では植木鉢図を少し変化させました(図2)。理由の第一は、団塊の世代の責任を前より一層強調したかった点があげられます。団塊の世代の世代文化論的な特徴は、「人が超高齢期までに生きる姿が当たり前となる事態を事前に知っている、人類史上初めての世代」と捉えられます。要介護状態など知らずに、若いころから中年期には六〇歳前後の寿命を予想していただろう現在の九〇歳と異なり、団塊世代は準備期間が与えられています。それを踏まえ、ヘルスリテラシー向上努力を含む予防を「葉から土」、すなわち自助が主体のところに移動させました。これが第一の変化です。

第二の変化として、社会福祉機能の専門性と重要さを強調するために、上とは逆に「土から葉」に移しかえました。高齢社会になってみると、医療介護だけではなく、後述するように、福祉、コミュニティづくりにおいてソーシャルワーク専門職の果たす社会的役割は大きいからです。貧困等に対する個別サービスも大切とはいえ、ここで求めている機能は、コミュニティでの関係性構築、地域づくりニーズに対応する専門的職務を指しています。地域包括システムにとって、「プロフェッショナルサービスとしての社会福祉は不可欠」と表す第二世代の植木鉢なのです。

三つ目の変化は、選択する主体は「本人と家族」ではなく、あくまで本人のみとする表現に改めた点です。なお長年連れ添った配偶者・パートナーは本人と一体と考えています。選択を行う主体から外してしまった家族とは、子どもや孫世代を意味します。もちろん、認知症等で家族の支援が必要なケースは別ですが。

介護サービス給付対象の層化

中重度要介護者に対しては、医療職・介護職・福祉職を始め、多職種がアセスメントを行う過程を経てケアプランを作成する作業はもちろん、プランを実行する多職種協働過程においても、担当者すべてが予後予測を共有し、急変時の対応などの仕組みをきっちりと理解したうえで、連携を密にする体制が重要な条件になります。

また、在宅医療が各地で普及するようにならないと中重度要介護者のための地域包括ケアシステムの完成形には至りません。医科・歯科の診療所と訪問看護ステーション、薬局のみならず、地域の中小病院の役割も大切です。

介護施設については、施設内サービスだけではなく、在宅療養者を支えるサービスの提供はもちろん、地域を発展させるために地域医師会や社会福祉協議会などの団体、および自治体との協働の仕組みづくりを行う努力が求められます。

一方、杖をつきながらでも外来に通い、通所・訪問ケアを多少使っている程度の軽度者に対しては、医療と介護だけではなく、生活環境の整備、外出先の準備などを通じて閉じこもりを防ぐとともに、貧困や虐待を未然に発見する社会福祉分野との連携により、悪化予防に努める工夫が不可欠です。

年齢階層別の捉え方

一九六四年の東京オリンピック当時、日本の一〇〇歳以上人口は二〇〇人にも届きませんでした。それが今では、六万人を超え、間もなく一〇万人になるでしょう。その約八割は要介護者かもしれません。だからと言って、高齢者の要介護発生率が高まっていると誤解しないでください。

日本人のがんの発生率は、実はすべての年齢層で下がっています。しかし、高い年齢層が増えると加重合計値は大きくなるので、日本のがん患者数は総数では増え続けている統計となります。

中重度要介護者についてもこれと同様の観察が可能です。日本に住む人について、七〇歳、七五歳、八〇歳といった年齢層別に文部科学省が発表している数値を見ると、二〇年前と比べ、体力が一〇歳近く若返っています。しかし、年齢層別の要介護者発生率が低下しても、八五歳以上人口が一〇〇〇万人を超えれば、マクロで考えたとき、中重度要介護者の合計数は増える結果になります。このようなマクロの数値の話を単純化して、あたかも、「みんながんに罹患しやすくなった、要介護になりやすくなった」と論じてはいけません。年齢層別に、さらに言えば中年期、青年期からのきめ細やかな準備と施策が肝要です。

社会福祉機能への期待

地域包括ケア研究会を一〇年近く継続しているうちに、私たちは支援をする対象をより広く捉えるようになりました。自立に向かうよう支援する対象は、最初は確かに要介護高齢者から始まりました。高齢者は数が多く、介護保険制度という強い財源も存在したからです。しかし、「幼児、学童、障害者、それらの家族など、尊厳ある自立のために支援を行うべき主体はほかにも存在する」と対象の拡大を意識するように変わっていきました。対象とすべき事象についても、身体的虚弱と認知症だけではなく、貧困・虐待・ネグレクト・セルフネグレクト・孤立・配偶者との死別による一人暮らしなどもあるというように広がりました。

現時点の地域包括ケアシステム概念は、多世代共生を上位目的として、多様な人々が地域で暮らしていくための仕掛けが視野に含まれています。生活圏域に出かけていく目的となるような場所が設けられているか、人とつながる場所があるか、買い物をしやすいか、歩きやすいかなど、まちづくりの観点も重視されるようになりました。

なお、まちづくりを展開するうえで、先に触れたように、これまでの地域包括ケアシステム論の中では社会福祉機能の位置づけが足りないとわかってきました。もし閉じこもりの原因が隣近所との関係性の悪さや貧困などだったとしたら、医療職・介護職は必ずしも全員がそれに対処する専門訓練を受けた専門職ではありません。こうした課題に対しては社会福祉技法の修練を積んだ社会福祉士などが機能を発揮すべきです。ソーシャルワーク、コミュニティワークの力を持つ職種が入ってこないと地域包括ケアシステムは完結しないとの理解です。

社会福祉の仕事は二段階にわけられます。困難を抱える個々人や個々の家庭に対する対人援助技術レベルの仕事はわかりやすいですね。しかし、困難を抱える理由の半分は、地域経済の問題、社会生活の問題ではないでしょうか。孤立する理由は住まいの問題かもしれないし、交通手段や買い物の方法がないためかもしれません。そうすると、地域でどう解決していくかと問題設定する見方が大切になります。

子ども食堂は典型例と言えます。子ども食堂を通じて、孤立している子どもに社会性を持たせる働きかけができると各地で報告されています。

以上をまとめた地域包括ケアシステムの現時点における概念を筆者なりにまとめると以下のようになります。少々長めですが。

「日常生活圏域を単位として、住民の中で何らかの支援を必要としている人々……たとえば児童や幼児、虚弱ないし要介護の高齢者、認知症の人、障害者、それぞれの家族、そのほかの理由で疎外されている人など……誰もが、望むなら住み慣れた圏域の住みかにおいて、必要なさまざまな支援(一時的な入院や入所を含む)を得つつ、できる限り自立し、安心して最期の時まで暮らし続けられる多世代共生の仕組み」

介護医療院への期待

高齢者が安心して暮らせる生活を支え、尊厳ある看取りまでを行うためには、先述のように、少なくとも「医療」「介護」「予防」「生活支援」「住まい」の五つの機能が必要不可欠です。そして、この五つの機能をどのように組み合わせていくかが大事と言えます。

特別養護老人ホームとは「介護」「住まい」「生活支援」が組み合わされた事業種別です。しかし、日常的な医学管理は別として、「医療」は目的ではありません。他方、介護老人保健施設はどうでしょうか。リハビリテーションが中心の「医療」と「介護」を通ずる「在宅復帰支援」、そしてその後の在宅における「療養支援」が託された機能です。しかし、リハビリ以外の「医療」は入所の主目的ではありませんし、最終的な生活の場とは異なります。基本的には三カ月から六カ月で自宅等にもどるための中間施設だからです。また、療養病床は「医療」「看取り」と「介護」の組み合わせであり、「住まい」とは呼べません。

これに対し介護医療院は、「生活」と「住まい」を、看取りを含む「医療」が支える形となっています。

介護医療院は、医療法上は「医療施設」と位置づけられていると同時に、介護保険上は「住まい」と規定されています。つまり、「医療施設」でありながら「住まい」とみなされる新しい類型です。したがって診療報酬上の在宅復帰先としてカウントされます。もちろん「介護」サービスも提供されます。大切なポイントは「生活」です。生活の場所として地域に開かれ、地域と交流しなければならないと求める運営基準が定められた「住まい」です。英語で表すと、「スキルド・ナーシング・ファシリティ」に近いでしょう。今までの特養や老健、療養病床とも違う新しい機能の組み合わせの施設として期待しています。

介護施設等に入所する高齢者のなかには、医療的ケアを必要とする方がたくさんおられます。医療的ケアとは、医師の指示の下、看護師等が行う業務を指します。典型的な例としては喀痰《かくたん》吸引があげられます。こうした医療的ケアが一日何回も必要な方は、これまでの介護施設等では対応が難しかったケースも見られました。しかし、介護医療院であればそういう方を最期まで支えられるでしょう。また、病院と同じ建物内なら医師が常駐しており、必要な医療設備も備えているため、たとえば、肺炎の恐れがあるとなれば、すぐにレントゲン検査を行い、適切な診断等も可能です。

介護医療院が今後、しっかり地域で機能するとわかれば、上手く枠組みを調整して、その発展型として広がっていく可能性も十分に考えられるのではないでしょうか。

生活圏域ごとのご当地システム構築

地域包括ケアは、生活圏域ごとに違った姿となるでしょう。生活圏域としては基本的に中学校区単位程度を想定しており、一つの自治体でも圏域により異なります。全国どこでも、急性期医療はある程度標準化されています。ところが、高齢者や障害者のケアは、そもそも住民の生活スタイルが圏域ごとに違うので、同じ形では一括できません。まさに「それぞれの圏域で考えましょう」なのです。

二〇四〇年に向けて――超高齢者増・死亡数増・生産年齢人口減

地域包括ケアシステムのコア部分、すなわち「連続的で切れ目のない機能の統合」が一定程度果たされているとの前提の下、次なる課題は二〇二五年から二〇四〇年にかけての政策構築となります。この時期の人口変動にかかわる三大特徴は、「①八五歳以上人口の超高齢者が増える、②多死社会となる、③生産年齢人口が急速に減少する」と表せます。ここを乗り切る仕組みの基盤を二〇二五年までにつくっておく努力が不可欠です。

まず、二〇二五年で伸びが止まる七五歳以上人口とは異なり、八五歳以上人口は二〇四〇年まで継続して増え続け、二〇三五年には一〇〇〇万人を超過します。二五年間で二倍半という驚異の伸び率が予測されています。

人口の趨勢に対して、地域づくりを含む超高齢者生活支援策の充実、ACP（Advance Care Planning「人生会議」）の普及、可能な限りのフレイル予防などが欠かせませんが、社会経済にかかわる観点からは、医療・介護・福祉サービスの生産性向上・効率改善がもっとも重要な使命と考えられます。特に、①科学・工学・情報・人工知能等をめぐる技術革新、②業務分析に基づく専門職の割り当て、③段取りや〝工程〟間のインターフェース潤滑化は必須の条件です。

ただし、生産性向上を一般産業のように「サービス量と投入量」の関係だけで捉えるべきではありません。的確なケアマネジメントに基づく「改善予測・悪化予測に基づくプラン」、利用者の自己効力感改善による効果を積極的に図る介入の研究も効果を生むでしょう。何より、ケアマネジメントのあり方を改めて検討しなくてはなりません。

ケアマネジメント業務とは、多職種によるアセスメントに始まり、ケアマネジャーがプラン原案をつくり、ケアカンファレンスにおいて同じく多職種による討議を経てプランを決めて、それを実行し、モニタリングを行う一連のプロセスの名称のはずです。このケアマネジメント業務全体を、ケアマネジャーが一人で行うものと狭く捉えてはよいプランは生まれません。ケアマネジャーに過剰な負担をかける恐れが強いばかりか、時に聞かれる〝ケアマネジャー能力不足論〟に陥ってしまうからです。そうではなく、ケアマネジメント業務全般について、多職種協働で行う仕組みづくりを進め、質の向上を図るための指標を標準化する工夫が、これからの大きな課題だと見ています。

多世代共生社会に向けて地域包括ケアシステムの活用を

次の国策策定過程における主要課題は出生数の回復に尽きるのではないでしょうか。二一世紀半ばまでに出生率が回復する社会になっているかどうかは簡単には予想できません。しかし私たちは、子どもを安心して生める社会を築くための政策についての議論は行えます。①若い親世代の稼得力・経済力を高める、②子どもを産んでもキャリアに差し支えないし、消費を切り詰めるような事態がない、③高齢者を含む地域の互助の機能が子育てを助ける……等々の条件を充たす、「多世代共生社会」を目指す研究・検討にエネルギーを注ぐことが何より大切だと考えます。

そのころまでに生活圏域ごとの基盤として一応はでき上がっている——はずの——各地の地域包括ケアシステムは、目標概念である共生社会を目指す際に役立つプラットフォームとなっていると信じます。

認知症とともに長寿社会を生きる

鳥羽研二

とば・けんじ　1951 年長野県生まれ．78 年東京大学学医学部卒業．東京大学医学部老年病学教室に入局，老年医学が専門．医学博士．89 年米テネシー大学生理学研究員，96 年オーストラリア・フリンダース大学老年医学研究員，東京大学医学部助教授を経て，2000 年杏林大学医学部高齢医学主任教授，06 年杏林大学病院もの忘れセンター長を兼務．10 年国立長寿医療研究センター病院長，14 年から同センター理事長・総長．2017 年から「科学的裏付けに基づく介護に係る検討会」の座長，2019 年には「認知症施策推進のための有識者会議」の座長を務める．日本老年医学会優秀論文賞，日本骨粗鬆学会学会賞などを受賞．

東京大学医学部附属病院内科の研修医のころ、当時は何をやっているのかがよくわからなかった老年病学教室(原澤道美教授)に行き、腎臓の研究室(井上剛輔先生)に入りました。謎が多くて、一番怪しそうなので、とりあえず入局したわけです。当時、加齢に伴って臓器の機能がどうなるのか、基本的なことがわかっていない時期でしたから、生理学的な研究の領域がたくさんありました。それから四〇年間、ずっと高齢者医療に携わっています。東京大学に二〇年、三鷹市の杏林大学に一〇年いたあと、愛知県大府《おおぶ》市の国立長寿医療研究センターに一〇年います。

高齢者医療は実はダイナミックな臨床

老年医療に入って一〇年くらいして、急に面白くなりました。最初、臓器の加齢変化がどのように起きていくか、は学問として興味深かったのですが、臨床として、年をとった方に、ことさら若い人とまったく別の形で工夫して診療しなければいけない領域は、あまり大きくはなかったのです。

今、入院している高齢者の平均年齢は八〇歳になっています。私が入局したころ、老年科の入院患者の平均年齢は確か六九歳でした。一般内科の入院者の平均年齢が六〇歳くらいで、あまり違いませんでした。それほど長生きしなかったということもあったのでしょう。当時、ほかの内科もそうですが、入院日数がとても長かったのです。老年科だと、二カ月くらい入院していました。ある程度よくなっても、家に帰るまで入院しているというような時代でした。

ダイナミックな臨床は、大学病院の中であまり経験しませんでした。東京警察病院など外の病院で、救急を担当していた時のほうが臨床をたくさん経験しました。高齢者医療は大切でしたが、ダイナミズムに欠けるような医療だったのです。

しかし、一〇年ほどたつと、この独自な領域が学問的にも注目されだしました。また急速な高齢社会の進展で、どんどんと患者さんの平均年齢も上がりました。日本が、高齢化社会(六五歳以上の高齢者が人口の七〜一四%)、高齢社会(高齢者一四〜二一%)、現在の超高齢社会(高齢者二一%以上)へと急速に変わっていったわけです。

その中で、私が一九八〇年代半ばに日本老年医学会のシンポジウムに呼ばれたテーマは、高齢者の輸液の計算方法でした。コンピュータでシミュレーションをしたりして、どのくらいの脱水の時にどのくらい輸液するのがよくて、若者とどのくらい違うのかなど、輸液量の加減の仕方を話しました。高齢者は安全域が少ないので、あまりたくさん入れると危ないのです。それは後に熱中症の治療にも役立ちました。

その次の日本老年医学会のシンポジウムでは、薬剤起因性疾患について話しました。今で言うポリファーマシー(多剤併用)です。当時、薬剤起因性疾患というのは真新しい概念でした。薬を一〇剤以上使うと、患者の約二〇％、五人に一人に副作用が出ると報告し、「高齢者に対する薬は六剤以下がよい」と提言しました。

しかし、このメッセージは早すぎたのです。その後、二〇年ぐらいして、海外でも注目されてようやく「医療経済的にも取り上げるべき議論だ」となってきました。そして、ここ二、三年の間、今度は薬を減らすと診療報酬がつくようになりました。私にとって幸せだったのは、この志を途中から引き継いで、秋下雅弘東京大学老年病科教授が研究してくれたことです。

この多剤併用の薬の問題は、調べてみたら衝撃的でした。若い人と同じように、症状に対してすべて薬を出せばよいということになりません。しかも、お年寄りは症状も増えます。ですから、その症状に対して、薬以外の治療を考えるきっかけにもなりました。

増え続ける認知症は社会問題

一九七〇年代、八〇年代の高齢者医療では、深刻な症状の方たちがどこにいたのか、という問題がありました。社会的入院というのが一般化していました。寝たきりや認知症の方、恐らく数十万人は、いわゆる「老人病院」にいたのです。

社会から隔絶されたところにいたから、ご家族も「うちの母親はちょっとぼけちゃって、老人病院に入っているわ」というような形でしか伝わりませんでした。逆に「老人病院に入ったから、ぼけちゃった」という言い方もされていたかもしれません。その当時は、認知症だけではなくて、老衰も同時に来たために、食べるのがむずかしくなり、要介護の状態になって、老人病院にいっていたわけです。

その後、栄養の改善や、いろいろな病気の予防も進んできました。その結果、体は元気で、「頭のほうの問題」だけが出てくる認知症が、高齢化もあって、数が増えてきました。

体が元気だから、病院に入院することはできません。精神科病院に収容された方もいたかもしれません。しかし、多くの人は一般家庭にいたり、外来に通わなくてはいけなかったりして、初めて認知症が顕在化してきました。

現在の認知症の患者数は、二〇一〇年度の疫学調査を基にした朝田隆筑波大学教授（現東京医科歯科大学特任教授)らの厚生労働省研究班の推計値が最新の数字で、二〇一二年時点で四六二万人となっています。六五歳以上の高齢者における認知症有病率は一五%と推定されました。有病率をそのままとして、この発表から年月がたっているので、「もう五〇〇万人を超えているだろう」と厚生労働省も言っています。

なお認知症になる前の軽度認知障害(MCI)の人は四〇〇万人くらいというデータがあります。認知症ないし認知症予備群の人を合わせると、現在は約九〇〇万人です。それが数年以内に一〇〇〇万人の時代が来るのは間違いないです。

MCIの約半数は五年後に認知症に移行して、二~三割はそのままで、二~四割は認知機能正常に戻ることが報告されています。認知症になる危険性はありますが、一方通行ではなく、認知機能正常に戻る人たちも含みます。予備群というと、必ず認知症になると思いがちなので、慎重にとらえなくてなりません。

いずれにしても、より長期的に見ると、二〇、三〇年後には、認知症が少なくとも七〇〇万人、また糖尿病は認知症に影響を与えますので、糖尿病のコントロールがうまくいかない場合は九〇〇万人と言われています。その時に、予備群も含めると計一八〇〇万人というような推計が出てきます。

その時点の日本の人口は一億人を割っていると推定されていますから、国民のほぼ五人に一人が認知症かその予備群になります。今は「認知症化社会」と言われますが、まさに「認知症社会」になる日が来ます。いずれ、医療や福祉だけの問題ではなくて、完全に社会の問題になります。

認知症の発症率は六〇歳以降、五歳ごとに倍々になり、指数関数的に増えます。最後は頭打ちになりますが、九〇歳で八五％、一〇〇歳で九〇％が認知症になります。認知症は病気でありながら、年齢の要素が非常に強いわけです。

フレイルも指数関数で増える

同じような指数関数のカーブで増えていくのが、フレイル（虚弱）です。フレイルの定義は「加齢と慢性疾患などによって、ストレスに対して回復力が落ちる状態のこと」です。歩行速度や筋力、活力などのほか、メンタルの側面も入ります。体を駆動する骨や筋肉という運動系と、エネルギーを注入する意欲や活力が同時に含まれる概念です。なお「運動器の障害による移動機能の低下した状態を表す言葉」として日本整形外科学会が提唱したロコモティブシンドローム（ロコモ）は、運動系だけに注目した概念です。

国立長寿医療研究センターでは、認知症とフレイルを二本柱として取り組んでいます。認知症もフレイルも単一の病気ではなく、多彩な症候群です。年齢と慢性疾患の積み重なりによって起きてきます。

認知症は、アルツハイマー病のほか、レビー小体型もあり、脳血管性などさまざまなものがあります。

BPSD(認知症周辺症状)には、意欲の低下、転倒、無言、幻覚、妄想などがあります。しかし、これらは反応性で、いいケア、理解によって住み慣れた場所で、穏やかに暮らすことができます。これは、あとで述べるオレンジタウンの一つの目標でもあります。

日本人でフレイルの有病率は高齢者の九〜一二%と言われています。ところが、疾患によって加速されるフレイルは、脳血管障害で七割、人工透析で八割、頻尿で三割、糖尿病で二割です。心不全や慢性閉塞性肺疾患(COPD)、視力障害、聴覚障害などでも増えてきます。

これまで単一の病気として、それらが注目されてきました。しかし、今や、すべての慢性疾患が上乗せされて、フレイルという、扱わなければいけない重要な状態になっていくことが浮かび上がってきたのです。

いまは、老年科の医師になっていてよかったと思います。いくら循環器の専門医が頑張っても、これはわかりません。目のことも診なければいけないし、さまざまな病気を診なければならないからです。

病気を五つ持っている人が、単一診療科にいって、その病気だけ治しても、結局、フレイルだけが残されてしまいます。従って、これら複数の病気を同時に診られるような老年科医が重要で、欠かせません。その思いに至ったのがフレイルです。

フレイルは一九九〇年代から注目されて、少しずつ論文が出始めました。急に論文が増えたところで、カナダのマギール大学のハーワード・バーグマン先生が二〇〇〇年に国際的な研究会を立ち上げて、私と産業医科大学の松田晋哉教授（公衆衛生学）、今、全国老人保健施設協会常務理事の大河内二郎氏の三人が参加しました。後に、杏林大学の私の後任の神崎恒一《こうざきこういち》教授も加わりました。この四人が日本のフレイル研究のさきがけです。

そのころ、私は世界の情勢を知らずに、寝たきりプロセス解明の厚生労働省研究班の班長を六年ぐらいやっていました。「こうすると寝たきりにならない」という、まさにフレイル予防を研究班で取り組んでいたのです。そこで、バーグマン先生と知り合いだった松田教授が「日本にもバーグマン先生と同じ概念のフレイルを研究している人がいる」と紹介してくれて、カナダの研究会に呼んでもらいました。

カナダの研究会が終わったあとは、フレイルの測定方法が国際的に二派あって、統一されるまで少し時間がかかりました。その当時、私も老年症候群を提唱し、施設介護のとらえ方を書いた論文を『日本老年医学会誌』に出したりしていました。その後、フレイルは、病院や外来よりも、一般住民の中の虚弱予防や介護予防で何万人も対象にやっていったほうがよいとなって、歩行速度の減少などでフレイルを測る基準が広がりました。

一般住民の予防活動に役立つ視点のほうが伸びたのです。それとともに、研究の主力がカナダからフランスに移りました。フランスのプレフレイルセンターやブルーノ・ベラス先生が中心になって、フレイルと加齢性筋肉減少症のサルコペニアをいっしょに考えていくようになりました。

筋肉のほうは、生物学的な研究や薬の開発に結びつけて、臓器と関係なく治療できる方法を、薬と栄養、運動でやっていくように力点が移ってきました。その流れの日本の担い手が、今の国立長寿医療研究センターの荒井秀典病院長(前京都大教授)です。フレイルは状態像として言い得て妙で、その概念の発見は重要でした。

アミロイドと認知症

認知症新薬の開発で、現在でも一〇以上の治験が世界で動いています。アミロイドβ関連の治験は、つい最近も中止になりました。残念ながら、「脳にアミロイドβが蓄積することが認知症を起こす」というアミロイド仮説に基づいた創薬の試みは、遅かれ早かれ、厳しい状況に追い込まれると思います。

その状況はここ一〇年、変わっていません。まだあきらめていない研究者は数多くおり、「薬を飲む時期が遅かったのではないか」という意見です。しかし、遅く治療した場合でも、少しは効くはずなのですが、効かないというのがおかしいのです。一部に「早期の人たちに投与すると効くはずだ」という考えに基づく治験が残っています。しかし、PET検査ではアミロイドβの蓄積が認知症発症二〇年前から見られることから、発症二〇年前から治療を続けることになりますが、これは医療経済的にむずかしいと思います。また、アミロイドβ蓄積抑制薬は他の予防方法に比べて効果が優れているとは言えません。

同じ薬を早くから投与すればよいとなったとしましょう。いま外来に来る人は平均して八〇歳です。六〇歳で、自覚症状がなくても、飲み始めなければ手遅れになってしまうわけです。

ところが、薬を飲み始めるべき人をどうやって選ぶか、わかりません。MCIの方でも二～四割はよくなり、認知機能正常に戻るわけです。

ここで出てくるのはバイオマーカーです。国立長寿医療研究センターと島津製作所の田中耕一先生(二〇〇二年ノーベル化学賞受賞者)らの共同研究で、二〇一八年の英科学誌『ネイチャー』に以下のことを発表しました。

血液〇・五ccで、脳のアミロイドのたまり方を反映するバイオマーカーを確かめたという成果です。今回はオーストラリア人も対象でしたのが重要でした。日本とオーストラリアでもOKだったということで、国際的な信頼度が高まったのです。

アミロイドは薬のターゲットにはならないかもしれないけれども、病気の進展に伴って確実にたまってくるのは間違いありません。ただ、高血圧のように血圧が高い人は、病気の危険性はあるとはいえ、血圧が一四〇の人が血圧一三〇の人に比べると、脳や心臓に梗塞などの障害が何倍も起きるわけではありません。

アミロイドの沈着がわかって、それが確実にたまっている人が認知症になりやすいことを二、三年の経過で調べて、バイオマーカーの価値がわかれば保険収載されるでしょう。その試験が間もなく始まります。血液だから、検査費用は安いし、政府も期待しています。

これで診断はある程度進むと思います。問題は、アミロイドがたまっていく意味です。本当に二〇年後に、この血液のバイオマーカーで、認知症になるかどうか、がわかるという確証がないのです。

認知症前段階のＭＣＩを見ると、認知症になるかどうかはそれほど単純でない部分があります。それを一番わかりやすく「認知症の予防戦略」の図に示しました。血液バイオマーカーの変化のほかに、それ以外の要因が絡みます。このバイオマーカーだけで予測できるかどうかは、相当慎重に調べていく必要があります。

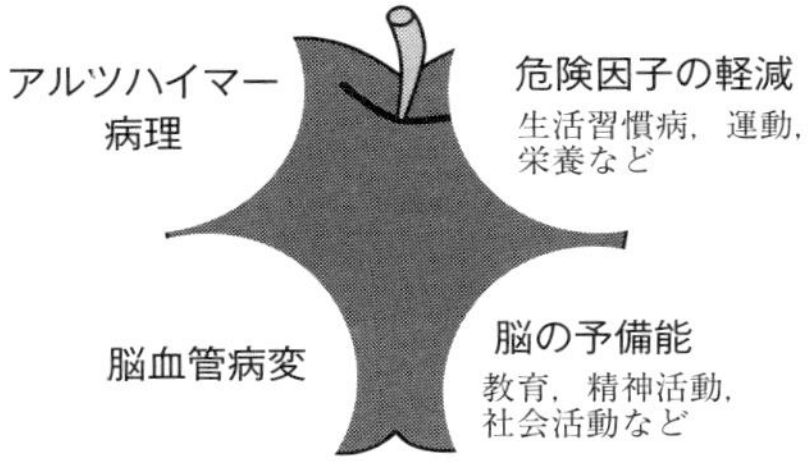

出典：柳澤勝彦氏作成の図を改変

図　認知症の予防戦略

「ナン・スタディ」という、つつましく規則正しい生活をしている高齢修道女六七八人の健康状態を追跡して調べた有名な研究があります。米ミネソタ大学の予防医学グループが一九八六年から三〇年以上続けているものです。アポリポタンパク質遺伝子のＡｐｏＥ４を持っていて、アミロイドがたまりやすい修道女でも、アルツハイマー病になっていなかったのです。

脳にアルツハイマー病特有の病理があっても、ほかの要素が完ぺきな場合は、死ぬまで発症しないわけです。逆に、脳の萎縮がわずかな人でも、ほかに小さな脳梗塞があり、運動不足で知的刺激もなく、家でぐたーっとテレビばかりを見ているような人は、認知症になってしまう可能性があります。

そのため「血液バイオマーカーで判定して薬を飲み始めましょう」と言うことが正しいかどうかは、二〇年間、治験をしてみないとわからないわけです。しかも、本当の答えは二〇年後にしかわからない。アミロイドを作らせないような薬を飲めば、バイオマーカーはよくなるかもしれません。でも、今までのアミロイド仮説が正しくないとすると、効かないでしょう。

脳神経細胞死の基礎研究を重視

仮にそれが正しいとしても、すぐに創薬や先制治療に結びつけるよりも、リスクに着目した予防戦略に使ったらどうか、と考えています。

このバイオマーカーを測る時には、必ず脳血管障害などほかの危険因子も測ります。それで「あなたのアミロイドの危険因子はこれだけあります。徹底的に生活アドバイスをしますからやってください。あなたのアルツハイマー予防のプロジェクトは、この通りです」といったパーソナライズド・メディシン（個別化医療）に結びつけるのがよいでしょう。

このバイオマーカーは使っていく価値はあります。それは血圧や血糖値を測るのと同じです。

血圧や血糖値は高くても、薬を飲まない人はたくさんいます。高血圧は七割治療されていて、糖尿病は三割以下です。リスクを正しく見てもらって、バイオマーカーの数値を一つの危険因子として、今からできる予防を精いっぱい行ったほうがよいのです。それは高血圧でも高血糖でも同じです。

アミロイドβは、マーカーや病状の進展を見るものとして神経病理学的に優れていると思います。ただ、脳神経細胞死を食い止めるためには、別な基礎研究が大切です。二〇一七年にローマで開かれたG7アカデミア会議に、私は日本の代表として出ました。そこでも「認知症はより多彩なメカニズムに着目することが必要である」という世界的な宣言がなされています。

それに呼応して、私も首相官邸の健康・医療戦略推進専門調査会の委員をしていますから、日本医療研究開発機構（AMED）の研究費の使い方で「脳と心の研究課」に「一つの仮説に執着するのではなく、多くの仮説に注目した若手の研究を盛んにしてください」と提言しました。

AMEDの末松誠理事長も若手枠をぐっと増やしまして、神経細胞死に関する、相当多くの魅力的な、多方面からの研究が始まっています。脳の神経細胞はグリア細胞などたくさんありますから、すぐには創薬までいかないにしても、メカニズムがかなりわかってくるでしょう。

細胞の自食作用のオートファジーとアルツハイマー病の関連は、手つかずのところがあります。そうした視点で、国立長寿医療研究センターは大阪大学と共同研究を始めています。糖尿病と認知症の関連の基礎研究も、このセンターの複数の研究者が取り組んでいます。加齢に伴う睡眠関係の遺伝子のほうから、新しい認知症の予防や創薬の研究を、このセンター研究所の佐藤亜希子プロジェクトリーダーが進めています。そのほか、さまざまな炎症を介したものとか、もう少し基礎に立ち戻って、なぜ神経細胞死が加速されていくか、そこにメスを入れる研究を今、日本では相当頑張っています。国際的にも日本はそこに期待されています。

ただ日本では、AMEDの研究費用は一一六億円(二〇一九年度概算要求)、厚生労働省認知症政策研究費は一億円弱です。患者の数はほとんど変わらないのに、アメリカは研究費用が二六〇〇億円(二〇一八年)と二〇倍以上の研究費をかけています。

オレンジレジストリ

認知症疾患のオレンジレジストリ(登録)は、国立長寿医療研究センターが中心になって進めています。認知症は発症前から、MCIを経て、症状が進んだ時期まであります。まず、発症前の人に登録していただいて、バイオマーカーや画像の検査を受けてもらいました。

そして、将来、認知症のよい薬の候補が出た時に、その人たちが使ってみたいか、使う案内をしてよいか、同意を求める人たちをまず集めました。全国の六カ所の地域から四五〇〇人以上の登録が済みました。本当によい薬が出た時にすぐ使えるようにしているわけです。

国立長寿医療研究センター研究所の島田裕之予防老年学研究部長は、この六カ所の地域で二万人以上の人を追いかけています。ほかの研究者も約五〇〇〇人の健康状態を長期に追跡しています。ですから、全国で約三万人、もともと健康診断とか生活習慣病を調べている人たちがいて、その中から一定の年齢以上で「認知症があったら」という人に参加を募りました。

そして調査地域をもう二、三カ所増やそうとしています。バイオマーカーを使ったあとに、より詳しい心理検査で認知症になりかけの人を発見するにはどうしたらよいかも、このオレンジレジストリで試みようとしています。

同時に、島田裕之部長は、体操を集団ですることによって、脳の萎縮が防げることを確かめて、論文を出しています。さらに進展したのがデュアルタスクといって、体を動かしながら頭を使うことです。コグニション(認知機能)とエクササイズ(運動)を組み合わせて、新語のコグニサイズと名づけています。すでに指導者研修もして、認知症予防の国民運動の一つとして普及の段階にはなっています。

コグニサイズを習慣づけることで、脳の萎縮予防までの効果はわかりませんが、脳の血流が普通の運動よりも増えることはわかっています。頭を使いながらの運動が、運動だけよりも格段によい、というところまでは、まだ立証されていないのです。それは今後の研究で調べていかないといけません。薬を使わない運動なり、知的刺激なり、あるいは栄養指導なりを、最新のエビデンスを使って、生活習慣が偏っている人たちにアドバイスできればよいと思います。

これは個別の処方せんを書くようなもので、そのための研究は今後も重要です。オレンジレジストリはこうしたエビデンスを作りだすと同時に、認知症予防の情報を与えていきます。走りながら考えているのが実情です。

もう一つ、MCIのレジストリがあります。主に大学病院のもの忘れ外来と提携して一〇〇〇例以上を登録しました。これは、磁気共鳴画像装置（MRI）の画像や単一光子放射断層撮影（SPECT）の情報も入れて、「よい薬があったら、真っ先にお願いします」という人々を集めています。だいたい一五〇〇人いれば国際的な治験と国内治験に対応しますので、いちおう体制はできつつあります。

今ないのは画期的な薬だけ

今ないのは、認知症の進展を食い止める画期的な薬だけです。製薬会社がMCIの有望な新薬候補を作ったら、患者さんは登録されているので、治験がとても速く進むでしょう。ただ、これも薬の開発待ちではなく、ほかのリスクファクターに対して介入しようとしています。心房細動や糖尿病、生活習慣病のコントロールを厳密にやっていったらどうか、数グループで研究が始まっています。

生活習慣病と血管の部分で介入したらどうなるか、調べようという動きがすでにあります。例えば、国立長寿医療研究センターの櫻井孝もの忘れセンター長は、糖尿病への介入のパイロット研究を始めました。糖尿病の治療をしっかりやっている人と、やっていない人とで、三年後の認知機能や脳の画像がどうなるかと比べるという話です。

もし、糖尿病薬を三年使うと、認知機能に差が出る薬が出たとします。その人は認知症ではなくても、長年、二〇年間飲み続けるかもしれません。自覚症状のない人への認知症の薬は、医師の処方で指示された通りに薬を飲むといったコンプライアンスは低いです。でも、糖尿病に効くなら、その薬は飲みます。

新薬だけではなくて、製薬会社に高血圧や糖尿病の薬で、長く飲めば、認知症に少しでもよい薬を発見してほしいと思っています。高血圧薬のアンジオテンシン受容体拮抗薬（ARB）について世界三カ所で効果をみていますが、劇的な効果はまだ報告されていません。マウスの動物実験や基礎研究で「海馬の萎縮に効いた」という報告は出ています。高血圧の薬のサブ解析で、血圧を下げたほうが、認知症が少ないという研究は前からありますが、前向きのきちんとしたランダム化比較試験(RCT)でもう一度やるだけの力は残っていないかもしれません。

むしろ今まで注目されてこなかった薬のほうが興味深い。現存の薬をもう一度見直す必要はあります。

認知症を防いで発症を遅らせることを示した大きな研究は、まだ一つしかありません。三年間、MCIと診断された一二六〇人を対象にした研究で、注意力とかの認知機能に関しては、食事や運動を指導した群のほうがよかったのです。ただ、残念なことに、記憶力には効果がありませんでした。二〇一五年に英医学誌『ランセット』に載ったフィンランドのフィンガー研究です。期間が短すぎたのか、何が足りなかったのか、今、フィンガー研究グループが検討しているところです。

運動で明らかに記憶力もよくなり、MRI検査の結果より、脳の萎縮も防ぐということもわかっています。国立長寿医療研究センターの鈴木隆雄前研究所長が主にやった研究で、海外の教科書にも載っていて、運動の予防効果は既存の認知症薬よりも上にランクされています。運動の効果については「多分よろしいであろう」とされています。

ゲーム性と知的刺激ある運動を

問題は、いかにも介護予防として七〇歳ぐらいの方が集まってやる体操教室において、皆さんの熱意だけで継続できるか、です。これが五年、一〇年続けられますか、というのは難題です。数カ月だったら、研究に付き合うけど、「何が楽しくて、二年も同じことをするか」ということになります。ゲーム性があるような、グランドゴルフなどでもいいのですが、何らかのスポーツに結びついていかないと、本当の社会実装にならないという恐れは持っています。

そのためには、知的刺激と運動刺激の両方が重要です。コミュニケーションがとれて、スポーツを楽しむ環境が週に一、二回あれば、それが一番です。費用も場所代もかかるので、遅れていますが、社会実装につなげていくような研究にしていかないといけません。グランドゴルフやゲートボールは意味があると思いますが、その効果を確実に実証するRCTの研究は日本にないのです。

島田裕之部長と私がゴルフでのRCTの研究結果を発表し、論文でも公表しました。日本プロゴルフ協会が協力して、二〇一六年から一七年にかけて、ゴルフ初心者にプロが無料で教えて、用具も無料で貸してくれて、名門の日高カントリークラブ(埼玉県日高市)において試験をしました。そして半年間、ゴルフをする群と、ゴルフをしない群で、認知機能がどうなるか、比べたところ、頭を使いながら体を動かすゴルフは認知機能の回復に効果がありました。

世界で初めての研究で、ゴルフのルールを決める全英ゴルフ協会(R&A)も注目しています。「ゴルフはお金がかかる」という批判は、よく聞きます。別に、ゴルフでなくてもよいのです。お金のかからないスポーツで、何でもよいからどんどん試みてくださいと私は言っています。

いろいろな競技団体が競って、高齢者の健康増進のために研究し、普及していけばよいのです。どれかのスポーツに肩入れすることはありません。しかし福祉施設レベルで指導員が運動を勧めるのは、従属的で主体性がないという問題があります。

なおゴルフで一番よかったのは、年をとってから、運動して定期的に遊べる仲間ができたことです。仲間づくりは恐らく、認知症やフレイルの予防の最終的な解決方法になると思います。年をとると、やはり仲間が亡くなっていきますから、楽しい仲間づくりができたことは大変よかったのです。

健康長寿にロボットやAIを

階段昇降などは、認知症にかかわらず、高齢者にとってむずかしくなります。坂道の移動補助や、運転免許証を返納した時にどうするか、は悩ましい課題です。

オンラインショップで、今は自分がネットで欲しい物を注文できます。さらに、冷蔵庫の中の食料品を管理するソフトで「足りない物を自動的に注文してよいですか」とか、「これは期限切れですから捨てた方がよいですよ」といったことを知らせる技術革新が待たれています。

料理と服薬は、認知症で最初に落ちていく能力です。これまでは、福祉医療系のサービスで、配食サービスとか、薬カレンダーとかで、人がやるようなサービスはありました。今後は新規サービスも入ってきてほしいと思います。料理支援ロボットや服薬見守り型ロボットの開発も必要です。

一人暮らし、うつで独居、あるいは老老介護などの場合、見守りサービス、お隣さん運動、傾聴ボランティアなどは大切です。でも、それだって、担う人がいなくなっていきます。新しい高齢者住宅は長屋型にするとか、あるいは、自分を記憶しておく会話型ロボットや同窓会型ロボットを使うとか、いろいろアイデアは出ています。こういう地域づくりは、人でできることと、ロボットがやることが補完し合えば、未来はあると思います。

国立長寿医療研究センターには、健康長寿支援ロボットセンターがあり、二三のロボット研究が動いています。ケアロボットでも比較研究をしています。今、経済産業省は各種ロボットの検証を、このロボットセンターに依頼しています。もちろん、人工知能（ＡＩ）の研究も始めています。

世界保健機関（ＷＨＯ）は「認知症にやさしい町づくり」を提唱しています。認知症は生活が不自由になってくる病気です。初期には複雑なことから、最後には入浴などの基本的なことも困難になっていきます。生活が不自由にならないように、製品を開発して補助したり、あるいは、部分的に補助するようなサービスがあったりすれば、不自由なく、ある程度まで、その地域で穏やかに暮らせるのではないでしょうか。

列車事故からオレンジタウンへ

まちづくりには意識改革が必要です。国立長寿医療研究センターがある愛知県大府市は、ＪＲ東海の列車に認知症の高齢者の方がひかれて亡くなられ、遺族の賠償責任が最高裁まで争われたまちです。

愛知県の大村秀章知事が声をかけて、認知症にやさしい地域づくりの「あいちオレンジタウン構想」を始めています。その中でモデル都市になるのが大府市です。生活が不自由になる人たちを支援するために、宅配業者や新聞販売店、タクシー、電気、ガス、水道から、銀行、スーパー、コンビニ、生協、警察(交番)、消防などの連携、ネットワークを構築します。医療や福祉だけではないのです。

オレンジタウン構想を国立長寿医療研究センターが考えました。地域包括ケアシステムの植木鉢よりは、多くの職種が参加して、ネットワークがクモの巣状になってかなり複雑です。こうした基本設計の概念図を描くのは簡単ですが、実際に動かすのは大変です。このネットワークがないと、患者さんがこぼれ落ちてしまいます。

実際、二〇一八年三月にネットワークを作ってみました。長寿医療研究センターに、関係する人たち一堂に会してもらったのです。「列車事故の町からオレンジタウンの町へ」をスローガンに掲げています。第一回を開いた後、第二回で皆さんに、認知症に対して何ができるかをアクションプランとしてきちんと話してもらい、「私はこうやって行動します」と発言してもらいました。三、四年すれば、よいまちづくりができるでしょう。

アイデアは長寿医療研究センターが出しましたが、あとは大府市に任せています。これは研究機関ではなく、行政の役割です。

認知症サポート医も必要です。厚生労働省が二〇〇五年に始めた制度で、開業医にとって重要です。全国の開業医の四〇人には一人くらい、認知症サポート医がいます。二日間の講習を受講していただいて、国立長寿医療研究センターが認定しています。

大事なことは、認知症の治療や診断だけにとどまりません。「徘徊して困っている人がいるけど、どういうところと連絡して、どうしたらよいですか」とか、「食事が偏っている人がいて、どのサービスを介護保険で使えるか」といった相談に応えられるような医師にするプログラムです。

認知症サポート医が地域の医師会に帰って、ほかのお医者さんに教えたりしていただいています。そういう能力があると、地域包括ケアシステムだけではなくて、認知症の初期集中支援といって、一人暮らしや二人暮らしで困っている時に、認知症サービスを受けている人たちを指導するような立場に、この人がなれるわけです。

二〇一八年の診療報酬改定で、このことは評価されました。長寿医療研究センターが全国七カ所で開く講習には、かなり応募があります。講師はセンターから派遣しています。

オレンジタウン構想では、認知症サポート医や地域医師会も欠かせません。認知症サポート医が地元で工夫してもらうのが重要です。例えば大分県の認知症サポート医と県の担当者は頑張っておられます。大分県は広瀬勝貞知事の理解もあり、素晴らしい活動を続けています。

人は老化とともに生きていく

抗加齢やアンチエイジングは今でも盛んです。治せる病的な加齢に対して、生活習慣や薬で病気を防いでいくのは必要です。例えばフレイルは、あれほど多くの病気が加速因子ですから、しっかりと病気の早期発見、治療することはとても大切です。今からできる、その人なりの病気を介したアンチエイジングだと思います。それはそれでよいわけです。

ただ、病気以外の生理的な加齢で衰えていくものに関して、エビデンスもないのに、若返りで遅らせることができるような印象を与えるのは、やはり慎まなければいけません。特に関節系は、軟骨再生などですごくよい基礎研究が出ていますから、いずれ画期的な薬が出てくるでしょう。しかし、消化管で分解されて吸収されるしかないようなものが、エビデンスが乏しいにもかかわらず宣伝されることは疑問に思います。

私は決して、高齢者の方々に隠遁《いんとん》生活を勧めているわけではありません。よりアクティブに生きていくには知的刺激を受けたり、仲間と話したりしてほしい。より頭の活性化につながるようなことをしてもらうために「病気の予防をしてもらいたい」と願うだけです。

「健康が趣味です」と極言するのは行き過ぎです。肌の衰えなどを脅迫されるように恐れて、サプリメントを何十種類も飲んでいる人もいますが、「飲んでいるだけで、ほかに楽しみがない人生はどうでしょうか」とお話ししています。

人が老いてゆくのは絶対的な事実です。一二〇歳以上は生きられないわけです。生きている間に何をするかを考えていると、あまりサプリメントをたくさん選んでいる時間はないと思います。

人は老化とともに生きていくのです。

アジアの医療とその支援

浜島信之

はまじま・のぶゆき　1955年生まれ．80年名古屋大学医学部卒．84年名古屋大学医学研究科博士課程修了，医学博士，名古屋大学医学部予防医学助手，86年米ワシントン大学公衆衛生学修士取得，87年名古屋大学医学部予防医学講師．89年から1年間は名古屋大学法学部聴講生になり，医事法や医療事故予防を学ぶ．91年岐阜大学医学部公衆衛生助教授，92年シドニー大学公衆衛生学研究員，93年愛知県がんセンター研究所疫学部室長を経て，2003年名古屋大学大学院医学系研究科予防医学教授．12年から名古屋大学大学院医学系研究科医療行政学教授．2003年日本癌治療学会研究奨励賞，2016年日本疫学会功労賞．

公衆衛生学は自然科学に基づいた学問ではありますが、疾病予防や健康増進を目的とした環境衛生改善、行動変容、疾病予防医療を実施するための社会科学です。保健所や地域で活動している人や、アジアなどの開発途上の貧しい地域で医療支援をしている人など、公衆衛生の分野で活動している人たちの多くは、「住民の健康を守りたい」という動機が根底にあり、「貧しい人々を助ける。広く社会の健康を守る」という使命に突き動かされながら活動をしています。彼らは、学問的な論文を書くことや研究費を獲得することにはあまり関心がなく、大学や研究所とは異なる世界で活動しています。

一方、大学教員や研究所の研究者は、論文を書いて研究費を取ることが使命となっており、そのことが評価の重要な指標となっています。私が愛知県がんセンター研究所の室長だったころ、先輩から「君は教科書も書いて、生物統計もわかっているのに、論文がない。それでは駄目だ」と諭されました。研究所や大学では研究論文の質と量が評価指標となっていますから、その助言は当然と言えます。

私は当時、生物統計学の専門家として、社会が必要としていた臨床試験を支援していました。

愛知県がんセンター研究所に異動したころは、日本造血細胞移植学会で骨髄移植の全国調査が開始されたころで、全国の移植施設からデータを集めて報告書を作成するというお手伝いをしていました。この作業は長時間労働を必要とするもので、私の本務の研究活動に加えて行わなければならず、毎日夜遅くまで、また休日も働かなければなりませんでした。作成される報告書は患者さんにも医療従事者にも役立つものですが論文でないため、研究所の評価基準にそわないため評価されにくいものでした。

研究者としての評価が低いとの助言を受け、それまでやったことがなかった実験に挑戦することになりました。DNAを増幅するポリメラーゼ連鎖反応（PCR）を用いての研究です。先輩方のおかげで、PCR技術を習得し、遺伝子多型を調べる新しい方法を工夫しながら、遺伝的体質とがん発生リスクを調べるゲノム疫学に取り組みました。その結果、英語原著論文は二〇〇一年には二五本、二〇〇二年には二一本を執筆することができました。

公衆衛生の精神に返る

私が名古屋大学の予防医学教室の教授となった二〇〇三年には、優れたスタッフに恵まれたことから講座全体で英語の原著論文が年間五〇本以上となりました。名古屋大学医学系研究科のなかでも、予防医学講座の論文数は多く、大学の評価指標には合致していたと言えます。

しかし、「論文をたくさん書くことが自分のしたかったことだろうか。このまま定年まで過ごしてよいのか」という思いが常に私にはありました。そして「公衆衛生活動をするために地域に戻りたい。それには臨床医の能力があったほうがよい」と考えました。しかし臨床医として働いたのは短い期間で、卒業数年後からはまったく臨床医として働くことはなく二五年以上がたっていました。

転機になったのは二〇一一年三月一一日の東日本大震災でした。被災現場の支援に赴こうと思いましたが、臨床医でない私ができることは限られており、断念せざるを得ませんでした。ちょうどその時期に、地方のある市民病院から医師派遣の依頼が予防医学講座にありました。その病院では常勤の内科医がすべて大学病院に戻り、病院存続の危機に陥っていました。私は、東北だけでなく、医師がいない地域は日本にはまだ多くあるという現実に直面したのです。

意を決して糖尿病などの慢性疾患を中心に診断学と治療学の勉強をやりなおし、しばらくして外来診療を始めさせてもらいました。外来には、おじいさん、おばあさんが多く、一人一〇分から二〇分かけて診療をしています。もともと予防医学が専門で、生活習慣を変えて病気にならないようにする方法を説明することは本務でしたので、患者さんたちと話をすることは苦になりません。いかに禁煙させるか、いかに禁酒させるかというのは、予防医学の研究テーマそのものです。

日本でも、医師の分布の偏在や医療・介護・福祉の連携は重要課題です。医療資源(医療従事者、医療施設、薬剤等)の限られたアジアの地域と同質な問題を日本も持っているのです。診療に携わることにより、疫学という学問を使命とした予防医学講座から、アジアの保健支援を本務とする医療行政学講座に異動する準備ができあがっていきました。

地域の状況にあった医療システム

医療サービスには、①疾病構造、②医療資源、③医療内容、④支払い方法の四つの要素があります。医療行政学とは、この四つの要素を理解したうえで、いかに規制や誘導の施策を講ずると医療が効率よく提供できるかを研究する学問です。医療サービスを支えるこの四つの要素は、他のインフラ(経済力、教育、生活環境、自然環境、文化、宗教など)と密接に関連しており、医療提供システムだけ切り離したモデルをそのまま持ち込もうとしてもうまくいきません。アジアには、電気や安全な水、薬がない地域で生活している人が多くいます。同じ国の中でも言語が違い、行政の手の届かない地域があります。そのような地域で提供されている医療は日本とはずいぶん異なっており、日本の通常の臨床医の能力はあまり役立ちません。

最近、モンゴルの地方の村々に行きました。中心となる公立病院には一五床の入院施設しかなく、まわりの公立診療所をあわせて四人の医師がいるとのことです。一人は年配の女性の医師、残りは卒業してすぐに着任した二人の女性医師と一人の男性医師でした。ちなみにモンゴルでは医師の八割以上が女性です。若い医師は二年から五年勤務したのち、首都のウランバートルに戻れるとのことです。

この小さな病院にあるのは心電図、ヘモグロビン測定装置、感染症の簡易抗体検査キット、数十種類の薬剤のみです。エックス線撮影装置や超音波診断装置はありません。医師はそこにあるものを使った医療しかできませんので、レントゲン、超音波、CT、磁気共鳴画像装置（MRI）の画像検査結果を読影する技術や多様な薬剤の使用方法の勉強はしても、役立てることができません。

その地域では村は点在し、三五〇〇人の住民に医療を提供していました。一〇〇キロメートル以上先まで診療圏に含まれており、時には往診に行くとのことです。重症患者の場合には、救急車でウランバートルに移送することはできます。しかし、ウランバートルの入口までは通常二時間ですが、ウランバートル市内は渋滞がひどく、救急車両のための路肩もありませんので、病院までの到着時間は予想ができません。

モンゴルの死因の四割は心筋梗塞ですが、ステントをいれることができる施設はウランバートル市内にある第三次病院一施設のみです。渋滞のため、市内であっても治療が間に合わないことも多いとのことでした。

モンゴルの冬は厳しく、公共交通機関も発展していませんので、例えば結核患者の治療継続は容易でなく、結核対策がうまく進みません。肝炎ウイルス感染者も多く、肝がん患者さんも増えています。これらの疾病構造を理解した医療システムが望まれます。

人材育成への支援

医療資源の中で一番重要なのは医療人材です。施設や薬は短時間で提供できても、それを使用する人材がなければ役に立ちません。モンゴル国立医科学大学の新大学病院が、日本の政府開発援助(ODA)の無償資金協力により建設中です。二〇一九年中には開院するようです。最新の病院なので、CTやMRIが導入され、血液透析も提供されます。これらの医療サービスが適切に提供されるためには各高度医療に関する専門知識が必要で、現在、日本のいくつかの大学が職員訓練を支援しています。

途上国の保健分野の人材育成には、いくつかの課題があります。一つ目は言語の問題です。少なくとも共通言語である英語で、その分野の専門的な事項についてコミュニケーションをとれることが必要となります。日本にも相手国にも、その専門分野でコミュニケーションがとれる人材をさらに増やすことが必要です。これは必ずしも容易なことではなく、個人レベルの問題とせず、国としてもっと投資をすべきです。若い専門家に多様な外国語を習得できる環境を作ることが、日本の役割として望まれます。

二つ目は、日本人支援者に対して、各国のインフラやその地域での医療レベルを知る機会を増やすことです。日本の医療レベルや社会のインフラに基づいた知識や技術では、支援する地域での医療向上につながりません。そのために、支援する側がより頻回に支援地区に行けるようプログラムを組むことが必要です。そのプロセスがないと、人材育成支援は善意だけの空回りとなり、時間とお金の無駄となります。途上国の人材育成には、自国の専門家の人材育成が必要となるのです。国立国際医療研究センター、日本赤十字社、JICA、ボランティア組織など、いくつかの団体に有能な専門家がいますが、途上国の要請にこたえるにはまだ十分ではありません。

日本のODAが人材育成に重点を移してきたことは、大きく評価できることです。過去においては病院建設や機材提供が中心でした。その結果、提供された機器が梱包されたまま現地に置かれ、使用されない事例は多くありました。一九七八〜八八年のスリランカへの援助プロジェクトで建設された一〇〇一床の大病院の利用率が低いことが、二〇一一年の英医学誌『ランセット』でも報告されています。人材育成のためのODAによる支援は今後も継続拡大していくことが重要であり、それを支える日本人専門家育成のための部局を大学や研究所に増設することが必要です。

YLPで若い医療行政官を養成

文部科学省の奨学金制度であるヤング・リーダーズ・プログラム(YLP)の医療行政修士コースを、名古屋大学は二〇〇三年に開設しました。文部科学省は、各国政府内の有能な人に日本で勉強してもらい、日本とアジアの国とのネットワーク構築を考え、この奨学金制度を始めたのです。名古屋大学の医療行政コースのほかに、政策研究大学院大学で行政コース、地方行政コースが、九州大学で法律コースが、一橋大学でビジネスコースが開講されています。いずれもすべて英語で教育するコースです。

このYLPが始まった当初、私は予防医学教室の教授でしたが、YLP運営委員会委員長としてこのコースにかかわっていました。YLPの授業では、疫学と生物統計学を担当していました。このようなことから、決意をあらたに二〇一二年一二月にYLPを担当する医療行政学に異動しました。

名古屋大学の医療行政コースは一年間の修士コースで、定員は一〇名です。二〇一八年の九月までに一七一人が卒業しました。対象国は現在一三カ国(ベトナム、ラオス、カンボジア、タイ、マレーシア、インドネシア、ミャンマー、バングラデシュ、モンゴル、アフガニスタン、キルギスタン、カザフスタン、ウズベキスタン)です。ルーマニアとポーランドは参加者が少なく、中止となりました。またインドネシアは対象国ではありますが、適任者の推薦がなく、一名もこれまで入学していません。

YLPの参加者の選考には、各国の保健省の医師であることが最も重視されます。これに合致する人がいない場合は、保健省の歯科医師、薬剤師、看護師、事務官が選ばれます。政府職員の応募がない場合には、臨床医や大学教員が選ばれることもあります。面接で英語でのコミュニケーションが取れない場合には、残念ながら採用されることはありません。三〇歳代の入学者がほとんどで、二〇歳代、四〇歳代前半の入学者もいます。授業の内容は、講義とセミナー、施設見学、修士論文作成です。修士論文のテーマは、自分の国の医療についての調査がほとんどです。およそ半数の修士論文が査読者付きの国際学術雑誌に掲載され、それぞれの国の貴重な記録として残ります。

これまでのYLP卒業生の中には、保健省の局長が三名(ラオスとモンゴル)、課長が二名(ミャンマーとモンゴル)、国会議員を務めた後に首都の副市長となった人が一名(カンボジア)、大学教授が三名(ミャンマー、バングラデシュ、キルギスタン)います。このほかに、モンゴルでは事務次官になってから転出した人一名と局長になってから転出した人一名がいます。

ラオスの局長となった卒業生は、二〇〇三年入学の一期生です。彼のラオスの一歳未満の乳児の予防接種の普及率に関与する要因についての論文が『ワクチン』(Vaccine)という国際学術雑誌に掲載され、二〇一八年九月に名古屋大学の博士となりました。ラオスの政府内にはデータはあるのですが、これを解析し、英語の論文とすることは政府としてはたいへんなことです。ラオスのデータを世界に発信することができたことは、われわれ教員にとってもうれしいことです。

名古屋大学はラオス保健省とともにWHOやJICAの支援のもとに、二〇一六年にユニバーサル・ヘルス・カバレージ(説明は後出)に関するシンポジウムを首都ビエンチャンで開催しました。彼はこの時にラオス側の事務局を立派に務め、その後に国民健康保険局長になりました。この他ラオスには、日本人観光客の急病に対応し、タイの病院移送に尽力したことで、在ラオス日本大使館から感謝され、外務省にもこのことが報告された卒業生もいます。

名古屋大学のYLP卒業生の中で一番多いのはモンゴルからの人で、二〇一八年九月卒業までで一九人です。モンゴルの人口は約三〇〇万で、保健省の規模も小さく、その分、YLP卒業生のネットワークは強くなっています。二〇一三年にはYLPの一〇周年記念式典が名古屋で行われましたが、その折には保健大臣からYLPに対する感謝状とビデオメッセージが寄せられました。ウランバートルには名古屋大学のサテライトキャンパスもあり、名古屋大学総長は歴代の保健大臣と面談しています。

アジアには、博士の学位を持っている人が少ない国や自国の博士の学位が評価されない国がいくつかあります。そのような国では、欧米やオーストラリアまで博士の学位をとりにいく人がいます。名古屋大学はアジアの教育支援を方針として掲げており、国家中枢人材養成プログラムという名古屋大学独自の博士課程奨学金制度を二〇一四年に開始しました。

現在、法学研究科、生命農学研究科、国際開発研究科、環境学研究科、医学系研究科、教育発達科学研究科の六研究科が、この制度により学生を採用しています。医学系研究科では、YLPの卒業生であることが応募要件となっています。これは、一年間修士コースの中でしっかり勉強していること、国家中枢人材養成プログラムの主旨に合致した人が選ばれていること、YLP卒業後の活動からその人の考え方を知ることができるのが理由となっています。

二〇一九年一月現在、医学系研究科の博士課程にはモンゴルから三名、ラオスから三名、ミャンマーから二名、カンボジアから一名が入学しています。文部科学省のYLPの奨学金制度も名古屋大学の国家中枢人材養成プログラム奨学金制度も税金による制度ですから、選ばれた人が将来、自国、アジアに役立つ人となることが強く期待されます。

ソーシャル・フランチャイズ

医療サービスを発展させるためには、優先度の高い疾患の診療手順と技術を標準化していくことが必要です。その標準化には各地域のインフラの上に立って可能なものでなければならず、先進国と同じ内容となるわけではありません。

大学などの教育研究機関は、グローバルヘルスに関する現状分析、施策提案、人材育成の方法を研究する役割を担っています。アジアでも韓国、タイ、マレーシアなどは、すでにいくつかの公衆衛生大学院(School of Public Health)を持っていますが、日本では規模も数もまだ限られています。

アメリカには医学部と同じくらいの規模のSchool of Public Healthが五〇以上あり、公衆衛生に関する多様な研究と教育を行っています。ジョンズ・ホプキンス大学は公衆衛生大学院だけで一〇の講座を持ち、各講座で六〇〜一〇〇人の研究者が教育研究に当たっています。一つの大学だけで、数百人の公衆衛生の研究者／専門家がおり、アメリカ国内のヘルスサービスからグローバルヘルスまでをカバーしているのです。

ここで考え出された途上国の発展を支援する手法に、ソーシャル・フランチャイズという方法があります。これまで先進国は「支援」を続けてきましたが、支援によって実施された活動が自立に寄与することなく、プロジェクト終了とともに活動もなくなってしまうことがほとんどでした。ジョンズ・ホプキンス大学の公衆衛生研究者たちは、従来型の相手が受け身となる支援では自立発展の効果が限られることに気づき、ソーシャル・フランチャイズを始めたのです。

この手法は、取り決められた医療を提供するのであれば、フランチャイズのグループ名、薬剤、診断治療方法を提供するというものです。参加した医療施設は、グループ名を標榜でき、経済支援、技術支援も得られることから、参加しない周辺の医療施設より優位な立場に立ち、経営上のメリットが得られます。ソーシャル・フランチャイズに加盟している医療施設は標準化された医療を提供することができ、住民から信頼されるようになります。

いくつかのアジアの国で、すでにソーシャル・フランチャイズが展開されています。

例えば、ミャンマーでは Population Services International, Myanmar という非営利のNGOが二〇〇一年から Sun Quality Health という名前でネットワークを作り、加盟した診療所の医療内容を確認し、医療提供を支援しています。かつて先進国による途上国への医療支援は、お金を出すから「言う通りにしてください」という姿勢でした。ソーシャル・フランチャイズでは「自分が頑張れば、経営上のメリットもあり、医療内容も向上する」という動機づけができます。支援団体にとっては、ソーシャル・フランチャイズにより、その地域に標準的な医療を提供できる人材を育て医療レベルをあげるという本来の支援目的を達成することができます。これまでにいくつかの論文が、この手法の有効性を報告しています。

ミャンマーの Sun Quality Health では一〇〇〇人の職員が働いています。ミャンマーの三三〇の自治体(郡)のうち、二二〇の自治体内で医療を提供し、一三〇〇人の民間の医師が参加しています。Sun Quality Health は診療所に薬を届けたり、診療上の職員を指導したり、新しいプロジェクトを始めたりしています。どういう契約にすれば、その地域で良い医療が提供できるか、考えていかなければいけないので、そのNGOには多くの人員が必要です。

財源は、一部の賛同する国際的な基金（インターナショナルドナー）からの支援によるものです。ソーシャル・フランチャイズは、利益を目的として運営されているわけではありません。

マイクロクレジット

医療提供を保険制度として実施するには、受益者は保険料を払わなければなりません。保険制度でなく、政府が税金を使って医療を提供するとなれば保険料は必要ありませんが、互助の自覚が生まれません。保険制度でなく税金で医療を提供してきたイギリスやロシアではあまりうまくいきませんでした。また、窓口支払いを無料としてきた国では少額のお金を受益者から徴収しはじめましたが、医療にお金を払うことに反対する人は多く、これも難航しています。日本でも医療費や介護費の自己負担額の増加については多くの反対があるように、考え方を変えるのはなかなか難しいと言えます。

税金で補塡《ほてん》されるにしても、保険料や窓口支払いが必要となる制度では、収入のない人に働いてお金を得る方法を教えなくてはなりません。そこで、どのようにお金を支払えるようにするかという大きな問題にぶつかります。

二〇〇六年にノーベル平和賞を受賞したムハマド・ユヌス氏は、バングラデシュでマイクロクレジット（少額ローン）により貧しい人を経済的に自立させるための経済モデルを確立しました。ニワトリの飼い方や、湖での魚の取り方などを銀行が教え、きちんと働けば収入が得られるよう少額の資金を提供します。現地の高利貸しの利息に比べると利子はずっと安くし、仕事で得られたお金で利子を支払ってもお金が残るようにします。田舎であっても、働けば生活ができ、経済的に自立できる道を作ったのです。

この方法は保険料や医療費支払いを可能とするのに大変参考になるように思えます。貧しい地域で多くの人に医療を提供するためには、初期の段階ではマイクロクレジットの利息のなかに保険料を入れるような小規模な保険制度は作れないかと最近、私は夢想しはじめています。

ユニバーサル・ヘルス・カバレージ

ユニバーサル・ヘルス・カバレージ（UHC）とは、「すべての人が適切な健康増進、予防、治療、機能回復に関するサービスを、支払い可能な費用で受けられる」ことを意味します。WHOの概念図によると、医療費の基金の総額は、①基金を使って医療を受ける人の割合、②消費された医療費に対する基金の負担割合、③基金が対象とする医療の費用という三つの軸の掛け合わせの直方体であらわされます（次ページの図）。

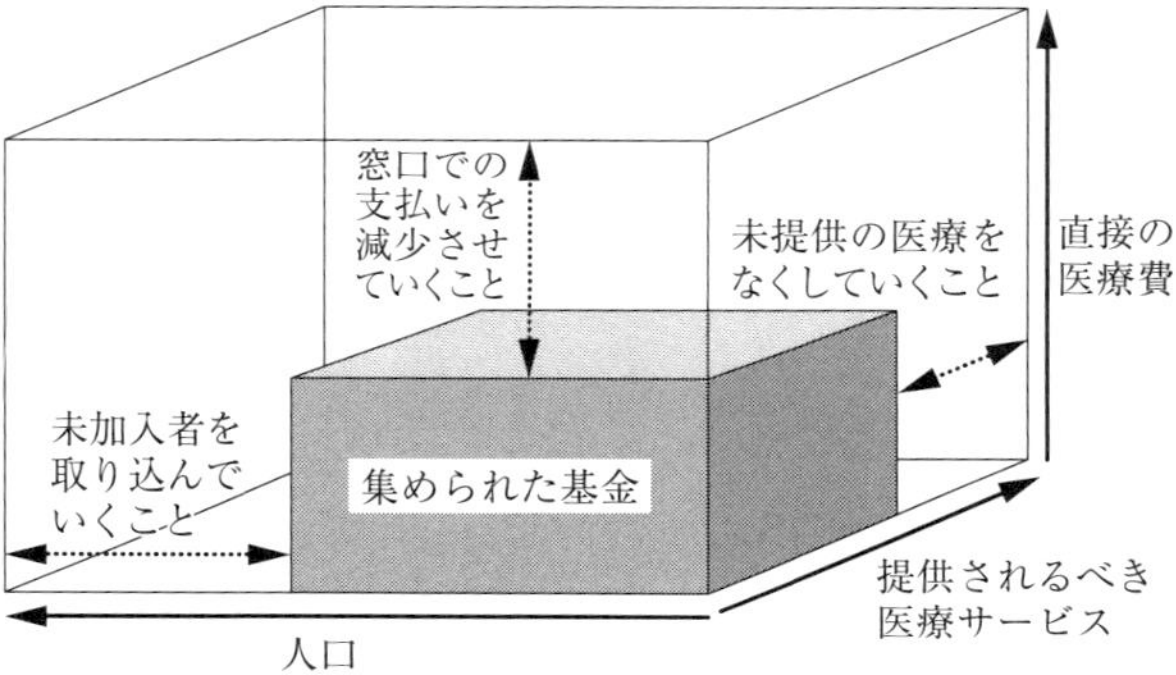

出典：WHO World Health Report 2010 の資料に日本語訳を追加.

図　ユニバーサル・ヘルス・カバレージへの３つの軸

財源の総額は限られているため、基金から支払うためにはいずれかを増やせば、他の部分を減らさなければなりません。すべての人をカバーし、基金からの負担割合を一定以上にするためには、基金が提供する医療を限定するしかありません。財源が小さい国でできることは、提供する医療の内容をパッケージとして限定する方法です。選ばれた安価で有効なサービスは基金から支出するが、それ以外のサービスは行わないという方法です。これは、民間医療施設がほとんどない地域で公的に医療提供を行う場合のルールです。

アジアの国々を含め、現在、多くの途上国でＵＨＣ実現の努力を続けています。

ミャンマーでは、二〇一六年の年末に National Health Plan 2017–2021 を作成し、二〇二一年までに基本的な必須医療サービスパッケージ(Essential Package of Health Services　EPHS)を、二〇二五年までに中間的なEPHSを、二〇三〇年までには包括的なEPHSを提供することを目的としています。ミャンマーのヤンゴンではすでに民間医療施設が自由診療として富裕層には医療提供をしていますが、医療保険に加入している者は数%であり、政府の支出に占める保健医療への支出は二〇一五〜一六年で四%以下です(日本の二〇一五年の政府支出の中では二三%)。地方を含め国民全体に医療を提供するためには、国策として税金によるEPHSを考えることが現実的なのです。

UHCを実現するためには、財源の問題だけでなく、医療へのアクセスをよくすることも重要です。医療施設が近くになく、交通手段がなかったり、医療施設で公平にあつかってもらえなかったりすれば病人は受診しません。また、医療の質が低く、医療技術に対する不信感があり、受診者の満足がえられなければ、医療施設があっても十分活用されません。

UHCは、国が豊かであっても、医療施設が十分にあっても、簡単に実現するわけではありません。

アメリカは貧富の格差が大きく、UHCの実現にたいへん苦労しています。医療保険は民間の保険会社によるもので、保険料が低いと提供される医療サービスは少なくなり、支払われる医療サービスが多様になれば保険料は高くなり、加入者はいくつかのプランから選ぶことができます。営利を目的とする団体が保険を提供するわけですから、保険料は一般的に高くなり、その結果、財力が限られる人たちは保険に加入できないのです。日本では、加入する保険団体がきまっており、給付される医療サービスが一律であり、保険料が高くならないよう税金が投じられていますので、UHCが実現しているのです。

日本の保険医療制度への示唆

日本では一九六一年にほぼ全国民が医療保険に加入し、この年をもってUHCが完成しました。二〇一五年の国民医療費は四二兆円で、その約四割が税金から支出されています。ご存知のように日本では保険診療料金および保険薬剤価格は公定価格であり、中央社会保険医療協議会により決定されます。財源が足りなくなれば、保険料、窓口支払い額、投入する税金を変えます。政府は、消費額を抑えるために公定価格を下げたり、窓口支払い額を増やしたりして、制御をしています。

一方、医療提供者は利益を増やすために、医療提供にともなう支出を減らし、より収入の高い内容の医療を選択していきます。製薬会社や医療機器メーカーは、商品の開発費に多額を要したことや治療効果の高さを強調し、できるだけ価格が高くなるようアピールします。その結果、人口の高齢化と相まって、国民医療費は増加し続けます。

日本の国民皆保険制度は比較的平等であり、広く支持されてきました。高度医療技術がない時代にあっては、医療費は高額でなく、財源の問題は目立ちませんでした。しかし、高価な薬剤や機器が出現し、これに大きな期待を寄せる国民は、高額療養費制度により窓口支払い額に上限が設定されると、必要以上に多くの医療を望むようになりました。医療資源の消費は、患者さんにとっても、医療施設にとっても、製薬会社や医療機器メーカーにとっても都合がいいのです。医療費だけではないのですが、日本政府は借金を重ね、その債務は一〇〇〇兆円を超えてしまいました。それでも、まだ借金して予算を組んでいます。

途上国を含む多くの国は、「借金をしてまで医療を提供しよう」とは思っていません。借金により、国は容易に崩壊し、さらに苦しい時代がやってくることを知っているからです。国にはこれだけの収入しかないから「医療サービスはこれだけ」と決めて、借金せずに医療を提供するというルールを採用しています。そのため、医療に優先度を付け、先に述べたＥＰＨＳの中で医療を提供する制度を作りました。

このルールを、日本はもっと学ぶべきです。高額医療は健康保険の中で提供すべきではありません。国力のない国々では、高額の薬をＥＰＨＳに含めることをしていません。日本でも、保険医療で認めるサービスは、例えば、年一〇〇〇万円以下にするというルールを決めれば、製薬会社も医療提供者もそのように努力します。日本がＵＨＣを維持するためには、保険医療に上限を設定するのは非常に重要なことです。

食べ物のない子どもの命を救うのに、一日一〇〇円、一年で四万円もあれば足りるのです。急性下痢症の子どもを救うには、初期に治療を開始すれば一カ月一〇万円もあれば通常は十分です。簡単な肺炎を治療するには五〇万円もあればよいでしょう。日本では、保険医療で一カ月に一億円をつかった事例がありました。急性下痢症の子どもであれば一〇〇〇人を治療することができます。あまりに多額の治療費を一人の患者さんに支出するのは、互助の精神に基づいた保険医療に馴染まない気がします。

超高額医療は、製薬会社、医療機器メーカー、病院の都合を優先した、患者の命を守るという名のもとの保険医療制度の誤用に思えます。保険医療が破綻すれば、多くの患者さんの医療提供ができなくなるのです。近年、高額な薬剤に対し批判が起き、是正され始めているのは当然のことと思えます。

厚生労働省による「保健医療2035」(二〇一五年)にあるよう、日本は世界の保健医療を牽引《けんいん》する役割を持つ必要があります。就労、勉学、観光等のために、海外から多くの人が日本にやってくるようになりました。これらの人への対策は、感染症だけでなく、慢性疾患にも広がっています。高額医療を低負担で受ける制度を利用しようとして来日する慢性疾患の患者さんも出てきました。日本の保険医療制度も、グローバルな視点にたった改善が求められています。

内閣官房健康・医療戦略推進本部による「アジア健康構想」(二〇一八年)では、急速に進むアジア諸国の高齢化に対して、国内の介護事業と連携づけながら、各国を支援することを目標の一つにあげています。日本はまだ周辺国を支援できるだけの体力をもっていますので、この時期に日本の保健医療の制度や周辺国への支援について知恵をしぼらなければなりません。アジアの国とともに歩む知恵と技術こそが、「医の希望」を与えてくれるものと考えています。

紛争被災民支援と超高齢社会のプライマリーヘルスケア

喜多悦子

きた・えつこ　1939年兵庫県宝塚市生まれ．65年奈良県立医科大学卒業．小児科医．77年米NIH-NIEHS客員研究員．81年奈良県立医科大学助教授，86年北京・中日友好病院JICA専門家．88年UNICEFアフガン事務所保健栄養部長．91年ジョンズ・ホプキンス大学公衆衛生大学院特別研修生，92年国立国際医療センターの派遣協力課長などを経て，97年WHO緊急支援課長．2001年に日本赤十字九州国際看護大学教授，05～13年同大学学長．13年から笹川記念保健協力財団理事長，17年から同財団会長．2002年エイボン女性大賞，03年国際ソロプチミスト千嘉代子賞，06年世界が尊敬する日本人100人，12年男女共同参画社会づくり功労者として内閣総理大臣表彰など．

難民キャンプの保健支援

私は、これまで一〇〇近い途上国に関与しました（「開発途上国」とは何かは国際機関などで一応定義されていますが、ここでは、日本など工業化が進んだ「先進国」に対する国々として用います）。最も印象に残っているのは、一九八〇年代後半に関与したアフガニスタン（アフガン）です。とはいえ、当時のアフガンの国内では、外部者の滞在を許さない激しい国内紛争が続いていたため、隣国パキスタンに流出していた「アフガン難民」キャンプの支援が仕事でした。

「難民」とは、大規模災害または紛争や迫害のため、国籍のある国に留まれず、国外に避難した人々です。当時のパキスタンには、三五〇万を超えるとされるアフガン人が住んでいました。私が働いたのは、シルクロードの旅籠《はたご》街として知られるパキスタンの国境の街ペシャワールですが、その人口が約五〇万、周辺や遊牧民を加えてもせいぜい七、八〇万とされるなか、郊外に点在する壮大な難民キャンプ数十でのアフガン難民は一五〇万とも推定されていました。なかには、一〇年近い難民生活を送っている人々や避難後に生まれた子どもも多く、その実態はあまり整備されていない、いわゆる途上国の村という感じでした。

「難民」は、国連難民高等弁務官事務所（UNHCR）など国際機関が支援しますが、受け入れ地にとっては喜ばしい客人ではありません。最初、受け入れ地の人々が住まない荒野にあり合わせのテントなどを張り、近くの川や池から水を得て、また、救援団体の支援を受けつつ居住地が形成されます。国際社会や受け入れ国に認知されるようになると難民キャンプと呼ばれます。時間が経つと、日干し煉瓦や土を練りあげた壁の家を建てますので、ちょっとした村落になります。が、きちんとした行政態勢にあるのではなく、あくまで避難所です。しかも、受け入れ地自体が電気や上下水道が整備されておらず、医療や教育も不備なことも多く、難民キャンプの状態は、当然、それ以下になります。

難民キャンプでは、個々の人の病気を無視するのではありませんが、何よりも集団の健康を守ることが優先されます。紛争や大災害後の経過中では、大急ぎで作られた管理態勢が十分機能できるわけではないうえ、一昼夜に何千人も増えたり、何百人もが別のところに再避難したり、何十人もが殺されたり、誘拐されたり、何が起こるかわからない状態もあります。しかも、キャンプごとに人口はばらつき、数千人規模から一〇万人を超えるものまでありました。

アフガンの人々は、古来の伝統、習慣を固く守るうえに、集団ごとに派閥の異なる武力をそなえたリーダーがいることや、当時は多数の人々が読み書きできないなど、何かを実践することや、ちょっとしたことを徹底するのもとても困難でした。しかし反面、やり甲斐があるともいえました。例えば女の子への予防注射がどうしても受け入れてもらえないときに、現地でムジャヒディーンと呼ばれる兵士への破傷風の予防注射と交換に、女の子や妊婦への予防注射が即決されたこともありました。

やむを得ず避難する人々は援助されるべきですが、受け入れ地にとっては歓迎される客人とはいえないことも外部支援を必要とする理由です。特に、もともとが貧しい地域に、短期間に何千、何万の避難者が押し寄せた場合、何が起こるでしょうか。一時的に避難者が一カ所に集中するのは、日本の大災害直後の避難センターも同じですが、日本のように通常の社会インフラが整っており、余力もあるところなら、短時間に必要物品が集まり、その地での活動が整理され統括機構ができます。そしていろいろな専門性を持ったボランティアも集まりますし、何より避難者自身が、状況を理解し、適正な救援の受け入れ態勢の主体となります。複数カ所の避難センターのどこに、誰がいるのかも数日で整理されます。

一方、途上国では、数をきちんと数える習慣がないのではと思えるほど、数に関しては曖昧なことも多いのです。救援側の大雑把な推測による計画を問題にすると何も動きません。とにかく、それでも基本的な生活が維持される支援を組み立てなければならないのです。

子どもや女性への予防接種

保健医療分野では、どんな年齢層が何人、特に妊産婦や授乳している女性が何人か、五歳以下の子どもは何人かを初期に調査しますが、最大の問題は健康状態の把握です。難民集団は、明らかに健康な大多数の人と明らかに病気の少数者からなるのではなく、ほとんどの人は何らかの不健康を抱えています。そして、何もかもが不十分で不足しています。配布食糧が足りず、その内容や質が不適切で子どもの栄養失調が解消しない、安全な飲み水が確保できないために下痢が流行りつづける、何度も妊娠分娩を繰り返すこともあって女性のほとんどが貧血状態にある、熱帯特有の寄生虫やマラリアなどの原虫感染症があったりするような事態でした。

私は、予防接種拡大計画(Expanded Programme on Immunization　ＥＰＩ)と母子保健(Maternal and Child Health　ＭＣＨ)を担当しました。あれもこれもなすべきことは山積していますが、どの難民キャンプや途上国の貧困地域でも、これらは必要度が高い活動です。

感染症対策に予防接種を行うのは当たり前ですが、難民キャンプのそれは、日本の予防接種とはまったく異なります。なぜなら病院や保健所も電気もないところでは、一定低温で保存しなければ効果を失うワクチンをどう安全に移送保存するかから始めねばならないからです。

WHO（世界保健機関）とUNICEFは、一九七〇年代に、日本の冷蔵冷凍宅配便のようなコールド・チェインとよばれるシステムを作り、新たな難民集団が生じると、まず、コールド・チェインを設立しました。ワクチンは、短時間でも高温にさらされると効力を失いますので、コールド・チェインの管理はとても大変でした。そのうえ、難民キャンプや遊牧民を含む住民は一定地に定住していません。日本の常識で判断すると、何といい加減なと思うかもしれませんが、大事なことは予防接種率を上げて、防げる病気は流行らせないことでした。

日本ならあり得ない状況の中での努力ですが、例えば人口推計は、一定集落ごとに一軒を選び、大人何人、子ども何人かを調べます。次に集落内の戸数を数え、おおよその人口とします。それをもとに必要なワクチン量、注射器その他の必要物品を用意します。どこで、いつ、予防接種を実施するか決め、ワクチンを発注しますので、計画を実践するまでには最低半年から時には一年かかります。ですから、計画時と実施時には、また差が生じているのです。

そんな中で、最低でも子どもの八〇％に予防接種を「徹底する」ことを目指しました。徹底とは、当時、二度三度の接種が必要なワクチンを使っていたからですが、三回の接種をまっとうした子どもの数をグラフにして、皆、意気を保ったものです。ある地域では一日に何百人も予防接種できた反面、百何十キロも走って着いた難民キャンプなのに予定の一〇％以下の数……と、泣きたくなるような日もありました。いずれにせよ、病気が流行っているからではなく、流行らせないために、すべての子どもを対象に予防接種をすることが目的です。しかし、四五度の炎天下も含めて駆けずりまわった結果、二年間の成果が高々推定子ども数の六〇%以下で、がっかりすることもありました。

当時の予防接種では、結核、ポリオ、ジフテリア、百日咳、破傷風と麻疹(はしか)の六種を、同時に接種しました。このやり方も日本などとは大違いですが、何度も子どもを集める、あるいは訪問することの難しさと公衆衛生的に問題がないとされていたことから、当時は広く用いられていました。

六種同時の予防接種は煩雑で、思った成果が得られないこともあって、しだいに緊急事態下では、最も頻繁にアウトブレーク(大流行)が起こる麻疹だけを対象とするようになりました。また、注射でなくシロップ投与のポリオは、世界的なポリオ対策によって、撲滅された地域が増えたので、今では、ごく限定的に行われています。

しかし、UNICEFの報告では、現在でも、毎年、世界で推定約二〇〇〇万人の子どもたちが、受けるべき予防接種を受けられておらず、その原因は主に紛争であるとしています。私が従事した一九八〇年代から九〇年代にかけての紛争地の難民集団での経験は、やや形を変えてはいますが、今でも子どもへの支援では、予防接種が変わらずに行われていると思います。

子ども以外の予防接種では、女性への破傷風の予防注射がありました。実際、新生児破傷風を経験することは途上国でも稀でしたが、先進国ではあり得ない状況で新生児や産婦が命を落とすことを防ぐために、妊娠可能な女性への予防接種が行われました。私が働いたペシャワール付近を含め、アフガンの人々は伝統文化を固く守るのですが、生理が始まった女性は大人になったとして、身内以外の男性に接するのを控えることは当たり前でした。ですから、思春期は結婚適齢期であると同時に、一家の外に出たり、身内以外の男性に接したりはご法度ですから、まして見ず知らずの男性から注射を受けるなど考えられないのでした。一族や地域の男性長老、難民キャンプではリーダーに私は説明し続けました。偏見的な言い方ですが、「あなたのオトコの孫が死なないように」とか、「お嫁にいったあなたの娘がお産で死なないように」などの説得が効果的でした。

三〇年経った今では、紛争の質が変わってきています。援助のプロ中のプロでもある赤十字団体や国連の緊急援助専門家でも、入っていけない複雑な紛争地が増えています。結果として、そのような地域から逃げ出すこともできず、本当に助けを必要としている人々がどれくらい存在し、どんな状態か、例えば現在のシリアなどを考えると暗澹《あんたん》たる気持ちになります。

公衆衛生を学ぶ

私が難民キャンプ支援活動に従事したのは、医学部を卒業して二〇年以上たってからでした。小児科医として血液疾患や新生児医療に従事した十数年も、それと並行しながら臨床検査医学に没頭した十数年も、充実した臨床、研究生活で、それなりに成果を出せていたと思います。つまり、一人前の小児科医と自負していましたのに、難民キャンプの仕事はスムーズではありませんでした。日本の医学部で学んだこと、日本やアメリカの施設で経験した臨床実践や研究とはまったく異質でした。

小石がごろごろした土砂漠に延々と広がる難民テント、土の家、粗末な診療所……ここで私は何をするのかではなく何ができるのか、と悩みました。自宅や事務所に電気はありましたが、停電は日常的、そして最高気温は五〇度以上、夜な夜な銃声が響くなかで、悶々としました。国連など支援者との打ち合わせ、現場の視察はきちんとこなしましたが、着任以来の数カ月、難民支援仲間と何かしっくりいかないことが多く、語学力のせいかとも悩みました。

ある夜、うとうとと悩んでいる折、はっと気がつきました。仲間たちは「集団」としての人々の「健康」を診ているのに、私は一人の肺炎あるいは下痢の子ども、栄養障がいの一人の子どもの「治療」を考えていたことに気づきました。仲間も私も、難民の健康を守ろうとしているのは同じですが、集団と一人の違いに気がつきました。後にこのことを説明するのに、同じスポーツだけど、野球とバレーボールはルールが違う、皆が野球をしているグラウンドに、私はバレーボールを持っていっていたのだと説明しています。

私は仲間がよって立っていた公衆衛生＝パブリックヘルスを学びたいと思いました。間もなく五〇歳が目の前でしたが、ジョンズ・ホプキンス大学公衆衛生大学院特別研修生として受け入れられました。ジョンズ・ホプキンスでは、幸運なことに、当時も今も世界の保健協力の基礎であるプライマリーヘルスケア（ＰＨＣ）を提唱したカール・テーラーとそのグループの教授たちにめぐり合いました。

集団の健康を守るという新たな手段を得た私の国際活動は、その後、ぶれることなくパブリックヘルスに新たな足場をおいています。その後のＷＨＯ本部緊急援助部での勤務は、この知識なくしては不可能でした。二〇一八年は、アルマ・アタでのＰＨＣの宣言から四〇周年です。住民の自主性、自立性を重んじ、予防に重点をおくＰＨＣは、今も色あせることなく世界の保健支援の中心理念であり続けています。

看護教育

パブリックヘルスを学んだ後、さらにたくさんの途上国、紛争地に関与しました。それらのいずこでも、医療施設は著しく不備でした。しかし、そのようなところでも子どもは生まれ、人々は暮らし、そして亡くなっていきます。医師がいない、病院がないところでの人々の健康はどうなっているのでしょうか。そして気づいたのが医師以外の保健専門家たちの貢献、特に看護師たちの活動でした。よくよく見ますと、日本の看護師のように緻密な看護でないことも多く、また教育訓練も不備なところもありました。それでも基礎的な保健知識を持った保健専門家としての看護職が存在するところでは、かなり人々の健康に関する悩みは解消されているように見えました。

すべての国々に習熟する必要も可能性もありませんが、世界にはさまざまな保健状況があること、日本各地でも見られるように、各国にもそれぞれ特徴ある文化や歴史があることを知っている看護師が育ってくれれば、どこかほかのある国にだけではなく、日本にとっても役立つのではないか……そんな思いを持っていた頃、国際を冠した新生看護大学に招請されました。初めは国際保健教育、後には学長として、教育全体を見る立場に就きました。そして、外国に替わる地域を見ている間に、日本での地域保健の問題に気がつきました。

高齢化と少子化を伴う人口減少……限界集落の存在は、ある種、途上国の問題に通じます。地域では、小学校や診療所が閉鎖されつつありました。世界に冠たる国民皆保険で最長の平均寿命を達成し、最新の治療が比較的安い医療費でまかなえる半面、独居老人とか老老介護とか、かつては問題でなかった事態が保健医療の中に浮かんでいます。国際分野で活躍する看護師を養成できたらとの思いは、しだいに日本の地方とオーバーラップしてきました。

学長引退後、現在の職場でその想いを実践する機会を得ました。二〇一四年に開始した「日本財団在宅看護センター起業家育成事業」では、先進国版PHCとして、それぞれの地域で住んでいる人々を集団として看護師が護る拠点を作るきっかけにしたいと考えています。老化、高齢化、いまは治すことができない病気や有効な治療法がまだみつからない障がいがある人々は、病院という積極的医療の場ではなく、生活を含めた地域で、あるがままに暮らす、それをささえる……そんな拠点を看護師が守るのです。基礎看護教育では充分に修得しがたい管理・運営の知識とそのノウハウ、福祉・行政や地域社会との連携のあり方を中心とした八カ月の専門職大学院的研修です。二〇一八年一〇月現在、全国二一都道府県で四五カ所が稼働しています。一年後には、さらに十数カ所ふえます。

医療の歴史をヒポクラテスまでさかのぼれるとすると、パブリックヘルスの場合は、世界で初めて、ジョンズ・ホプキンス大学に公衆衛生大学院が開設された一九一六年でしょうか。そして、看護は、近代看護の祖とも呼ばれるフローレンス・ナイチンゲールが活躍した一九世紀後半。いずれにしても医学に比べれば、二〇〇〇年の差があります。が、近年、次々新たな学問体系が生まれていることを想えば、パブリック・ヘルスも看護も、もう新しいとはいえないでしょう。ただ、日本が目指さざるを得ない地域包括ケアと在宅医療は、かつて経験した途上国のPHCそのものではありませんが、一方に高度な病院医療を置き、他の一方に人々が自ら考えて自分の健康を守るという、優れて自律性ある健康の理念を置くことで、世界最速の超高齢社会に突入した日本が、一つの健康モデルを示せると、私は確信しています。

齋藤英彦

1939年名古屋市生まれ．63年名古屋大学医学部卒業．68年名古屋大学大学院医学研究科修了，医学博士．71年米国 Case Western Reserve 大学内科に留学，75年新しい血液凝固因子を発見，79年同准教授を経て，82年佐賀医科大学内科教授，84年名古屋大学第一内科教授．91〜95年名古屋大学医学部長，98〜2000年名古屋大学医学部附属病院長．2001〜06年国立名古屋病院(現国立病院機構名古屋医療センター)院長，06〜11年 JR 東海総合病院(現名古屋セントラル病院)院長，12〜18年に日本骨髄バンク理事長を務めるなど造血幹細胞移植を推進．第30回日本医学会総会2019中部会頭．

医の希望　岩波新書(新赤版)1765

2019年3月20日　第1刷発行

編　者　齋藤英彦《さいとうひでひこ》

発行者　岡本　厚

発行所　株式会社 岩波書店
〒101-8002 東京都千代田区一ツ橋2-5-5
案内 03-5210-4000　営業部 03-5210-4111
http://www.iwanami.co.jp/

新書編集部 03-5210-4054
http://www.iwanamishinsho.com/

印刷・精興社　カバー・半七印刷　製本・中永製本

ISBN 978-4-00-431765-4　Printed in Japan

岩波新書新赤版一〇〇〇点に際して

ひとつの時代が終わったと言われて久しい。だが、その先にいかなる時代を展望するのか、私たちはその輪郭すら描きえていない。二〇世紀から持ち越した課題の多くは、未だ解決の緒を見つけることのできないままであり、二一世紀が新たに招きよせた問題も少なくない。グローバル資本主義の浸透、憎悪の連鎖、暴力の応酬――世界は混沌として深い不安の只中にある。

現代社会においては変化が常態となり、速さと新しさに絶対的な価値が与えられた。消費社会の深化と情報技術の革命は、種々の境界を無くし、人々の生活やコミュニケーションの様式を根底から変容させてきた。ライフスタイルは多様化し、一面では個人の生き方をそれぞれが選びとる時代が始まっている。同時に、新たな格差が生まれ、様々な次元での亀裂や分断が深まっている。社会や歴史に対する意識が揺らぎ、普遍的な理念に対する根本的な懐疑や、現実を変えることへの無力感がひそかに根を張りつつある。そして生きることに誰もが困難を覚える時代が到来している。

しかし、日常生活のそれぞれの場で、自由と民主主義を獲得し実践することを通じて、私たち自身がそうした閉塞を乗り超え、希望の時代の幕開けを告げてゆくことは不可能ではあるまい。そのために、いま求められていること――それは、個と個の間で開かれた対話を積み重ねながら、人間らしく生きることの条件について一人ひとりが粘り強く思考することではないか。その営みの糧となるものが、教養に外ならないと私たちは考える。歴史とは何か、よく生きるとはいかなることか、世界そして人間はどこへ向かうべきなのか――こうした根源的な問いとの格闘が、文化と知の厚みを作り出し、個人と社会を支える基盤としての教養となった。まさにそのような教養への道案内こそ、岩波新書が創刊以来、追求してきたことである。

岩波新書は、日中戦争下の一九三八年一一月に赤版として創刊された。創刊の辞は、道義の精神に則らない日本の行動を憂慮し、批判的精神と良心的行動の欠如を戒めつつ、現代人の現代的教養を刊行の目的とする、と謳っている。以後、青版、黄版、新赤版と装いを改めながら、合計二五〇〇点余りを世に問うてきた。そして、いままた新赤版が一〇〇〇点を迎えたのを機に、人間の理性と良心への信頼を再確認し、それに裏打ちされた文化を培っていく決意を込めて、新しい装丁のもとに再出発したいと思う。一冊一冊から吹き出す新風が一人でも多くの読者の許に届くこと、そして希望ある時代への想像力を豊かにかき立てることを切に願う。

（二〇〇六年四月）